Bidjan Sobhani

Strategisches Management

2. Auflage

Medizinisch Wissenschaftliche Verlagsgesellschaft

Die Schriftenreihe *Health Care Management*

Herausgeber: Heinz Naegler

Die Anforderungen an die unternehmerischen Fähigkeiten des Gesundheitsmanagement sind hoch. Krankenhäuser und andere Unternehmen der Gesundheitswirtschaft sind permanent mit neuen Herausforderungen – technologischen oder organisatorischen – konfrontiert. Zudem ändern sich die finanziellen oder auch demografischen Rahmenbedingungen kontinuierlich. Die Bedingungen für die Leitungsarbeit in Gesundheitsunternehmen wie Krankenhäusern, Rehabilitationskliniken oder Einrichtungen der stationären und ambulanten Pflege unterscheiden sich allerdings deutlich von denen in Unternehmen anderer Wirtschaftszweige:

- Zusammenspiel von staatlicher Planung und öffentlichem Regelungsinteresse mit der Entwicklung unternehmerischer Perspektiven
- Gemeinnützigkeit im Wettbewerb mit privaten und öffentlichen Zielsetzungen
- zunehmende Ablösung der Bedarfsdeckung und Bedarfsplanung durch wettbewerbliche Mechanismen
- berufsständisch geprägte Aufbauorganisation

Auf diese Besonderheiten sind die Instrumente und Methoden zum Führen, Gestalten und Entscheiden im Gesundheitswesen auszurichten.

In der Schriftenreihe *Health Care Management* vermitteln Praktiker und anerkannte Wissenschaftler ihr Wissen verständlich, praxisorientiert und mit Blick auf die genannten Besonderheiten.

Health Care Management richtet sich an Führungskräfte und an den Führungsnachwuchs in der gesamten Gesundheitswirtschaft, in der spezifische Anliegen von Patienten und Mitarbeitern zu berücksichtigen sind.

Health Care Management deckt systematisch die Managementfelder der Gesundheitswirtschaft ab – angefangen von den Rahmenbedingungen für die Unternehmensführung über verhaltenswissenschaftliche Aspekte und strategische Perspektiven bis hin zu den Funktionen und Instrumenten der Unternehmensführung.

Health Care Management

Bidjan Sobhani

Strategisches Management

Zukunftssicherung für Krankenhaus und Gesundheitsunternehmen

2. Auflage

Medizinisch Wissenschaftliche Verlagsgesellschaft

Dr. med. Bidjan Sobhani, MBA
Lepckestr. 4
14532 Kleinmachnow
mail@sobhani.net

MWV Medizinisch Wissenschaftliche Verlagsgesellschaft mbH & Co. KG
Zimmerstraße 11
D- 10969 Berlin
www.mwv-berlin.de

ISBN 978-3-95466-059-9

Bibliografische Information der Deutschen Nationabibliothek
Die Deutsche Nationalbibliothek verzeichnet diese Publikation in der Deutschen Nationalbibliografie; detaillierte bibliografische Informationen sind im Internet über http://dnb.d-nb.de abrufbar.

Projektmanagement: Frauke Budig, Berlin
Lektorat: Monika Laut-Zimmerman, Berlin
Layout & Satz: eScriptum GmbH & Co. KG, Berlin
Druck: druckhaus köthen GmbH & Co. KG, Köthen

Zuschriften und Kritik an:
MWV Medizinisch Wissenschaftliche Verlagsgesellschaft mbH & Co. KG, Zimmerstraße 11, D- 10969 Berlin, lektorat@mwv-berlin.de

Widmung

„Die Erde ist nur ein Land und alle Menschen sind seine Bürger."

Bahá'u'lláh (1817–1892)

Gewidmet den Anhängern des Bahá'í-Glaubens im Iran, die sich für die Verwirklichung der Einheit der Menschheit einsetzen und aufgrund ihrer Überzeugungen noch immer heftigsten Verfolgungen ausgesetzt sind.

Geleitwort zur 1. Auflage

Als sich die Herausgeber mit der Idee auseinandersetzten, eine neue Schriftenreihe für das professionelle Management im Gesundheitswesen zu konzipieren, waren bestimmte Themenfelder von vornherein gesetzt. Es war klar, dass das Thema „Strategisches Management im Krankenhaus" hierbei nicht fehlen durfte. Es stellte sich zugleich die Frage, wie sichergestellt werden könne, dass die hochkomplexen Grundlagen und Zusammenhänge des strategischen Managements nicht nur ein weiteres Mal repliziert, sondern mit Blick auf die Gesundheitswirtschaft beleuchtet und durch neue Aspekte ergänzt würden. Ganz entscheidend kam es also darauf an, als Autor eine Persönlichkeit zu gewinnen, die über ein fundiertes theoretisches Verständnis verfügt und zugleich als Praktiker Erfahrung vorweisen kann in der Anwendung des umfangreichen „Werkzeugkastens" des strategischen Managements.

Der Autor dieses Buches, Dr. med. Bidjan Sobhani, hat sich als Facharzt für Chirurgie vor mehr als zehn Jahren dem Krankenhausmanagement zugewendet. Er war einer der ersten Ärzte in Deutschland, der einen internationalen Abschluss in Business Administration (MBA) erwarb. Es ist ihm mit diesem Buch gelungen, die Welt der Gesundheitspraxis und des Managements in besonderer Weise zusammenzuführen, indem er das Konzept Gesundheit auf das Management, vor allem das strategische Management von Unternehmen überträgt. Wäre es nur darum gegangen, die maßgeblichen Ansichten der bekannten Gurus der Managementlehre noch einmal übersichtlich darzustellen und zusammenzufassen, hätten sich die Herausgeber die Aufnahme dieses Titels in die vorliegende Reihe sparen können. Auf den folgenden Seiten jedoch wird der Leser vom Autor auf eine intellektuelle Reise mitgenommen, die angesichts der schwierigen Materie angenehmer wohl nicht sein könnte. Aber bitte, lesen Sie selbst!

Prof. Dr. Thomas Kersting

Vorwort zur 2. Auflage

Vor fünf Jahren erschien die 1. Auflage dieses Buchs. Wo gab es relevante und signifikante Veränderungen, die in eine Neuauflage eingearbeitet werden müssten? Während ich über diese Frage nachdenke, wird mir immer mehr bewusst, dass es vorrangig die eigenen Einsichten und Ansichten sind, die bei der Beschäftigung mit Wirtschaft und Management in den letzten fünf Jahren Veränderungen erfahren haben. Dabei kristallisiert sich eine Sicht heraus, die den Ansatz für Zukunftsfähigkeit nicht so sehr in neuen Management-Theorien und modernen wirtschaftswissenschaftlichen Konzeptionen sieht, sondern den Schwerpunkt der Betrachtung viel eher auf Themenbereiche legt, mit denen sich Management und Wirtschaft weniger intensiv beschäftigen.

Die Krisen und Nöte der Unternehmens- und Wirtschaftswelt sind – aus dieser Perspektive betrachtet – nicht so sehr eine Konsequenz von unzureichenden Wirtschafts- oder Managementtheorien. Sie sind viel eher die Folgen eines Systems, in das unsere Aktivitäten eingebettet sind, das aber andererseits durch unser Agieren entstanden ist. Es handelt sich also um ein systemisches Problem. Sowohl das System Unternehmen als auch das System Gesellschaft sind in ihren Strukturen und Funktionen geprägt von den Wertsetzungen und von der Orientierung der Systemelemente. Das Verhalten und die Eigenschaften des Systems sind Ausdruck unserer kollektiven Haltungen: Was halten wir für wichtig? Was halten wir für erstrebenswert? Was halten wir für machbar? Was halten wir für wertvoll? Die Antworten, die wir auf diese Fragen geben und leben, wirken über das dadurch geschaffene System auf uns zurück. Das System entwickelt Anforderungen und Zwänge, denen wir uns nicht ohne Weiteres entziehen können – selbst wenn wir darunter leiden. Max Webers Begriff der „herrenlosen Sklaverei“ bezeichnet diesen Umstand sehr treffend. In einem vorrangig auf Wettbewerb und Konkurrenz ausgerichteten Gesellschafts- und Wirtschaftssystem findet sich kein „Herr“, der uns zwingt. Wir sind die Sklaven eines Systems, das wir erschaffen haben. Letztlich sind wir Sklaven unserer eigenen kollektiven Interessen.

Vor diesem Hintergrund müsste strategisches Management sich – wenn es an den Voraussetzungen für Zukunftsfähigkeit arbeiten will – den Wertsetzungen und der Orientierung von Individuen und Gruppen zuwenden und Ansätze erarbeiten, um auf dieser Ebene zukunftsfähige Grundbedingungen herzustellen. Dabei kommt man nicht umhin, klassische Paradigmen in Frage zu stellen, wie z.B. das dogmatische Festhalten an der Notwendigkeit von Wirtschaftswachstum, die naive und einseitige Vergötterung von Wirtschaftlichkeit und Effizienz, der unerschütterliche Glaube an den Segen von Wettbewerb und Konkurrenz oder die Pflege eines Menschenbilds, das wesentlichen Facetten menschlichen Daseins ungenügend Beachtung schenkt. Wenn die Aufgabe von Wirtschaft darin besteht, Lebens-Mittel – also Mittel für das Leben – bereitzustellen, dann ist Wirtschaft ein Mittel zum Zweck. Nur wenn wir die Betrachtungen auf den Zweck des Wirtschaftens und Managens ausdehnen, kommen wir in die Lage, das System Wirtschaft systemisch und nachhaltig zu gestalten. Mit diesem Schritt würden wir jedoch ein Territorium betreten, für das sich die klassische Wirtschaftswissenschaft und Managementlehre nicht zuständig fühlt. Vielleicht liegt ja genau darin die Bestätigung für diesen Ansatz, denn Einstein würde an dieser Stelle anmerken: „Probleme kann man niemals mit derselben Denkweise lösen, durch die sie entstanden sind.“

Die oben angerissenen Ansichten und Überlegungen machen wohl nachvollziehbar, dass eine Neuauflage des „Strategischen Managements“ kein neues Buch sein kann, wohl aber Aktualisierungen und Ergänzungen enthält. Ich würde mir wünschen, dass dieses Vorwort dazu beiträgt, dass die neue Auflage darüber hinaus andere und neue Gedanken beim Leser auslöst.

Bidjan Sobhani
August 2013

Einführung

4,8 Millionen Einträge und 2.000 Bücher findet die Suchmaschine Google zum Stichwort „Strategie", weitere 269 Mio. Einträge und mehr als 40.000 Bücher sind es bei der Suche nach dem Begriff „Strategy". Das Thema wurde – so scheint es – erschöpfend behandelt. Gibt es wirklich noch Aspekte, die nicht bearbeitet wurden? Kann es noch Antworten geben, die noch nicht gegeben wurden?

„*Computer sind nutzlos, sie können nur Antworten geben.*" So verlieh Pablo Picasso seiner Überzeugung Ausdruck, dass es dem Menschen vorbehalten ist, Fragen zu stellen. Und es ist das Fragen, das den Ausgangspunkt von Erkenntnis und Lernen darstellt. Insofern liegt die eine Zielsetzung dieses Buchs darin, beim Leser Fragen wachzurufen. Es will dazu beitragen, Fraglosigkeit zu bekämpfen. Neue Ansichten können sich nur entwickeln, wenn bestehende Sichtweisen in Frage gestellt werden, wenn Gegenstände aus einer anderen Perspektive betrachtet werden. Das Buch möchte anregen und neue Einsichten hervorrufen, es möchte also „provozieren" – im wahrsten Sinne des Wortes[1].

> *„Die Erfindung des Problems ist wichtiger als die Erfindung der Lösung; in der Frage liegt mehr als in der Antwort." Walther Rathenau*

Selbstverständlich werden auch Antworten angeboten. Es werden Modelle und Konzepte der klassischen und der aktuellen Strategielehre vorgestellt. Allerdings nicht mit dem Anspruch, dass sie „richtig" sind. Sie sind hoffentlich hilfreich, erweitern die Vorstellungswelt und das Verständnis des Lesers und bieten Orientierung in der verwirrenden Welt des strategischen Managements. Sie rücken Aspekte ins Blickfeld, die bisher vielleicht nicht betrachtet wurden. Möglicherweise kommen dabei auch widersprüchliche Seiten eines Themas zum Vorschein. Dem Anspruch, in sich konsistente und widerspruchsfreie Theorien und Modelle zu präsentieren, wird dieses Buch mit Sicherheit nicht genügen können. Es will diesen Anspruch auch gar nicht erfüllen, da – wie später noch erläutert wird – die Wirklichkeit nicht widerspruchsfrei beschrieben werden kann. Vielleicht ist diese Feststellung für den ein oder anderen schon die erste Provokation.

Wie sich nach diesen ersten Bemerkungen schon erahnen lässt, halten Sie nicht ein Lehrbuch über strategisches Management in den Händen. Und es ist auch äußerst fraglich, ob es ein Lehrbuch im typischen Sinne zum Thema Management und Strategie überhaupt geben kann. Dieses Buch ist auch kein wissenschaftliches Werk, obwohl es die Ergebnisse der Management-Wissenschaft verarbeitet. Leser, die eine Zusammenstellung bewährter Rezepte erwarten, um die Zukunft zu bewältigen, werden ebenso enttäuscht werden wie all diejenigen, die eine tiefgehende Analyse des Gesundheitsmarkts mit kon-

1 Das Wort „provozieren" setzt sich zusammen aus lateinisch pro = „hervor" und „vocare" = rufen.

kreten Hinweisen zur Bewältigung der bevorstehenden Herausforderungen erwarten. „Aber was“, so werden Sie sich an dieser Stelle zu Recht fragen, „bekomme ich denn als Leser geboten?“ Die Antwort folgt in den nächsten Absätzen.

Die Grundgedanken des strategischen Managements sind branchenunabhängig. Die in diesem Buch behandelten Konzepte und Modelle sind nicht spezifisch auf das Gesundheitswesen ausgerichtet. Im Gegenteil, es wird vielmehr versucht, die Zusammenhänge und Gesetzmäßigkeiten von strategischem Management in einen größeren Zusammenhang zu stellen, der wiederum die Sicht auf unbeachtete Aspekte des Themas ermöglichen soll. Nur, wenn Konzepte an Beispielen verdeutlicht werden, wird auf das Krankenhaus und sein Umfeld Bezug genommen.

> *„Es sind die Denkmodelle und nicht eine Handvoll Werkzeuge oder Techniken, die die Fähigkeit der Manager ausmachen, mit dem Nichterkennbaren umzugehen.“ (Stacey 1992, S. 24)*

Dieser Überzeugung folgend, werden im Kontext der einzelnen Themenbereiche immer wieder philosophische und erkenntnistheoretische Fragen berührt, die untrennbar mit dem Verständnis der Rahmenkonzepte des Managements verbunden sind. Erfolgspotentiale, die im Mittelpunkt strategischer Bemühungen stehen, sind das Ergebnis von Einsichtspotentialen. Wenn diese sich im Handeln manifestieren, kristallisiert sich strategisches Management heraus. Und genau aus dieser Perspektive soll Strategie und Management näher betrachtet werden.

Welche Gründe könnte es darüber hinaus für Sie geben, sich mit dem Inhalt dieses Buchs zu beschäftigen? Sie mögen von der Lektüre profitieren, ...

- wenn Sie Rezepten gegenüber skeptisch sind und sich schon immer gewundert haben, warum sich die Experten des Managements gerade zum Thema Strategie so uneinig sind.
- wenn Sie der Ansicht sind, dass es eigentlich nichts grundsätzlich Neues geben kann, sondern nur Altes, das in anderer Form betrachtet wird.
- wenn Sie damit leben können, dass zwei Theorien sich widersprechen, obwohl sie beide richtig sind.
- wenn Sie interessiert sind zu hören, was Portfolio-Theorie und Familienplanung gemeinsam haben.
- wenn Sie erfahren möchten, warum die Gewinn- und Verlustrechnung eines Unternehmens nicht für strategische Zwecke taugt.
- wenn Sie verstehen möchten, warum wir vieles nicht verstehen können.
- wenn Sie der Zusammenhang zwischen Marktsegmentierung und menschlichem Sehen interessiert.
- wenn Sie ungewohnte Betrachtungen als Anregung empfinden, um eigenes Verständnis zu bereichern.
- wenn Sie es nicht scheuen, philosophische und ethische Überlegungen in das Verständnis von Management einzubeziehen.

- wenn Sie Verwirrung schätzen als ein Stadium auf dem Weg zu neuen Einsichten.
- wenn Sie es für möglich halten, dass Management, Physik und Medizin sich mit den Grundlagen für Gesundheit beschäftigen.
- wenn Sie sich damit zufrieden geben können, nur Ausschnitte aus einem Thema präsentiert zu bekommen, weil das Thema an Komplexität kaum zu übertreffen ist.
- wenn Ihnen beim Blick über den Tellerrand nicht schwindelig wird.
- wenn Sie der Auffassung folgen können, dass es für komplexe Probleme keine einfachen Lösungen geben kann.
- wenn Sie den Verdacht haben, dass widerspruchsfreie Theorien nur die halbe Wahrheit beinhalten und ohne die andere Hälfte keinen Sinn ergeben.
- wenn Sie bereit sind zu ertragen, dass Widersprüche nicht aufgelöst, sondern hingenommen und aktiv „ge-managed" werden müssen.
- wenn es für Sie nahe liegend ist, dass jede Wirkung eine unerwünschte Nebenwirkung haben muss.
- wenn Sie sich daran stören, dass bei strategischen Themen häufig auf die Militärwissenschaft zurückgegriffen wird.
- wenn Sie schon immer Probleme hatten mit der Vorstellung, dass Unternehmen dazu da sind, das Kapital der Eigentümer zu maximieren.
- wenn Sie sich nicht gekränkt fühlen durch die Feststellung, dass der Mensch ein rationales Wesen ist, aber irrational handelt.
- wenn Sie das Gefühl haben, dass Plan und Zufall eng miteinander verwandt sind.
- wenn Sie es als Gewinn betrachten, dass ein Buch Interesse weckt für andere Bücher.
- wenn Sie der Meinung sind, dass es besser ist, über ein reichhaltiges Repertoire zu verfügen, als zu wissen, was richtig ist.
- wenn Sie es begrüßen, dass ein Buch das gleiche Ziel haben kann wie Management: Ordnung schaffen und Ordnung stören.
- Wenn Sie es nicht irritiert, dass strategisches Management darin besteht, die Sensibilität und die Motilität eines Unternehmens zu steigern, um zum eigenen Fortschritt und zu dem seines Umfelds beizutragen.
- wenn Sie Interesse daran haben, den Gedanken eines Chirurgen zu folgen, der das operative Tun gegen die Beschäftigung mit strategischen Themen getauscht hat.

Marcel Proust stellte fest: *„Die eigentlichen Entdeckungsreisen bestehen nicht im Kennenlernen neuer Landstriche, sondern darin, etwas mit anderen Augen zu sehen."* In diesem Sinne wünscht der Autor eine gute Reise!

Inhalt

I

Bezugsrahmen

1 Begriffe und Bezüge

„Die Frau wurde nach einem schweren Verkehrsunfall mit einem Schock ins Krankenhaus gebracht." Die Vorstellung von einer angemessenen Behandlung des Schockzustands hängt in diesem Falle sehr davon ab, ob der Leser dieser Nachricht medizinisch gebildet ist oder nicht. Der medizinische Laie hat vermutlich eine Frau vor Augen, die aufgrund des Unfalls verschreckt und verstört ist und durch psychologische Maßnahmen besänftigt werden muss. Ein Arzt dagegen sieht eine körperlich schwer verletzte Patientin mit starkem Blutverlust vor sich, die dringend intensiv-medizinischer Behandlung bedarf.

Dieses Beispiel soll in Erinnerung rufen, dass wir die Welt mit Hilfe von Begriffen „be-greifen" und über die Deutung der Begriffe ein Verständnis für Zusammenhänge herstellen. Über Begriffe gestalten wir ein abstraktes Bild von unserer Welt und ihren Gesetzmäßigkeiten, das so genannte Weltbild, das sowohl unsere Anschauung prägt als auch unsere Reaktionen und unser Verhalten steuert. Andere nennen es Weltanschauung, konzeptionelles Raster oder auch mentale Modelle. Das Weltbild wird durch unsere Erfahrungen geprägt, prägt aber zugleich auch unsere Erfahrung, unsere Wahrnehmung und unsere Interpretation der Welt und ihrer Ereignisse. Es bietet Orientierung und „erschafft" für uns die Realität, in der wir leben.

Die Wissenschaft vom Management, die ihren Beginn mit dem Wirken von Frederick Winslow Taylor[1] in der zweiten Hälfte des 19. Jahrhunderts hatte, arbeitet trotz der inzwischen langen Tradition noch immer mit äußerst unter-

1 Frederick Winslow Taylor (1856–1915) gilt als der Begründer der wissenschaftlichen Managementlehre. Ausgehend von der Annahme, dass Arbeiter ähnlichen Gesetzen folgen würden wie die Teile einer Maschine, erforschte Taylor die Bedingungen der Produktivität und führte wissenschaftlich basierte Methoden in die Betriebsführung ein. Für die Vorstellung seiner Theorie gegenüber dem amerikanischen Kongress wählte er die gemeinnützige Mayo Clinic. Und die weitreichendste Umsetzung seines Ansatzes erfolgte zunächst im Militär. „What you can't measure, you can't manage, and you can't measure what you can't describe!". Die erste Hälfte dieses Ausspruchs bildet das auch heute noch häufig zitierte Mantra des sogenannten „Taylorismus".

schiedlichen Konzepten und Erklärungsmodellen. Kein Wunder also, dass sich auch die Verwendung von Begrifflichkeiten, Begriffssystemen und Definitionen zum Teil stark unterscheidet, ja möglicherweise sogar widerspricht. Gegenüber der Naturwissenschaft, die sich mit Objekten der Natur beschäftigt, ist die Managementlehre bemüht, sozial-wissenschaftliche Phänomene zu erforschen. Mensch, Unternehmen und Gesellschaft stehen dabei im Mittelpunkt des Geschehens.

Im Vergleich zur sozialen Umwelt weist die natürliche Umwelt ein hohes Maß an Stabilität auf, denn die Evolution auf der Ebene der Natur ist abgeschlossen. Menschliche Gesellschaften und Kulturen allerdings verändern sich kontinuierlich, was zur Folge hat, dass auch die Managementlehre ständigen Veränderungen ausgesetzt ist. Zum einen ändert sich der Erkenntnisstand aufgrund neuer Erklärungsmodelle, zum anderen verändert sich das Objekt der Betrachtung. Die Erwartung, eine einheitliche und konsistente Managementtheorie bzw. Strategielehre vorzufinden, wird daher kaum zu erfüllen sein.

Eines jedoch wird einem beim Studium umfassender Managementtheorien immer wieder begegnen: Die konsequente Beschäftigung mit Management im weiteren Kontext sowie auch mit der Strategielehre führt letztendlich zu Fragen über die Bedingungen menschlicher Erkenntnis sowie zu Fragen über Werte und ethische Grundsätze. Die Antworten auf diese Fragen bilden die Prämissen jedes Erklärungsmodells – auch im Management. Aus „wissenschaftlichen Gründen" auf eine Diskussion dieser philosophisch-ethischen Themen zu verzichten, wird heutzutage zwar oftmals bevorzugt, hat allerdings die unangenehme Konsequenz, dass man auf Basis von Modellen arbeitet, über deren Prämissen man sich nicht bewusst ist. Ein Erklärungsmodell ohne Prämissen kann es nicht geben.

Wenn also unsere Erkenntnisse eher das Abbild unserer Erkenntnisinstrumente sind als die wahrheitsgetreue Abbildung einer äußeren Realität oder eines wie auch immer gearteten Erkenntnisgegenstands, dann erklärt sich so auch der Sinn und die Notwendigkeit, über diese Instrumente und ihre Gesetzmäßigkeiten zu reflektieren. Denn wir sind es, die dem Gegenstand unserer Betrachtung ein Bild oder einen Bezugsrahmen überstülpen, um es besser zu verstehen und um uns besser orientieren zu können. Eng damit verbunden ist allerdings die Tatsache, dass – wie auch ein Bilderrahmen dem Bild – dieser Bezugsrahmen unserer Betrachtung und unserem Verständnis eine Grenze setzt. Objekte, die außerhalb des Bezugsrahmens liegen, werden nicht wahrgenommen, können nicht untersucht und hinterfragt werden. Erst die Wahl eines anderen Bezugsrahmens, eines neuen Paradigmas[2], ermöglicht dann weitergehende Ein-Sichten.

2 Mit der Bedeutung von Paradigmen und Paradigmenwechseln in der Wissenschaft hat sich Thomas Samuel Kuhn (1922–1996) in seinem Werk „The Structure of Scientific Revolutions" auseinandergesetzt. Der Übergang von der Newtonschen Physik zu Einsteins Relativitätstheorie wird von Kuhn als ein klassisches Beispiel für einen Paradigmenwechsel in der Physik dargestellt. Durch die nicht hinterfragte Annahme einer absoluten Zeit und eines absoluten Raums konnte im Newtonschen Modell beobachtete Phänomene nicht mehr erklärt werden. Erst die Re-

Wir sollten davon ausgehen, dass auch in der Managementlehre von Zeit zu Zeit derartige Paradigmenwechsel stattfinden. In den letzten Abschnitten wird darüber mehr zu lesen sein.

Vor diesem Hintergrund ist es unumgänglich, grundlegende Konzepte und Begrifflichkeiten zu erläutern, in die das eigentliche Thema, das strategische Management, eingebettet ist. Verwirrungen und Missverständnisse sollten auf diese Weise möglichst reduziert werden.

Praxistipp

Die praktische Erfahrung zeigt, dass insbesondere bei Diskussionen über strategische Themen die Kommunikation zwischen Führungskräften aufgrund des ungeklärten gemeinsamen Grundverständnisses über die Verwendung von Begriffen und Anschauungen unter erheblichen Defiziten leidet. Stellen Sie vor dem Einstieg in systematische strategische Überlegungen eine gemeinsame begriffliche und konzeptionelle Ausrichtung aller Beteiligten her.

lativitätstheorie gab einen neuen (weiteren) Rahmen, innerhalb dessen die richtigen Fragen für weitergehende Erkenntnisse möglich wurden.

2 Was ist Erfolg?

Kaum ein Begriff ist so unumstritten positiv belegt wie „Erfolg". Jeder will ihn haben. Alles menschliche Streben ist auf ihn gerichtet. Und für Unternehmen ist er mindestens genauso bedeutend wie für das Individuum.

Worin er besteht, darüber gehen die Meinungen zum Teil weit auseinander. Sowohl was individuellen menschlichen Erfolg als auch was den Erfolg von Unternehmen betrifft, wird man auf gezieltes Nachfragen äußerst unterschiedliche Antworten erhalten. Für den einen bedeutet Erfolg im persönlichen Leben, sich selbst zu verwirklichen, ein hohes Maß an Erfüllung zu erlangen, der Nachwelt etwas hinterlassen zu haben, für den anderen besteht Erfolg darin, sich auf ein jenseitiges Leben gut vorbereitet zu haben. Wie kann es bei einer so existenziellen Frage zu derart vielfältigen und teilweise widersprüchlichen Erklärungen kommen?

Insbesondere die letzte Antwort deutet darauf hin, dass ein unterschiedliches Selbstverständnis bzw. Menschenbild die wesentliche Ursache für unterschiedliche Erfolgsdefinitionen darstellt. Eine Diskussion über den Erfolgsbegriff im individuellen Kontext wird daher immer zu der Frage führen: „Was ist das Wesen des Menschen? Ist er ein zufälliges Produkt der Evolution, das nach dem Tod seine Existenz verliert, oder ist er ein göttliches Geschöpf, dessen unsterbliche Seele zum ewigen Leben bestimmt ist?" Aus der Antwort auf diese Frage leitet sich das übergeordnete Ziel ab, und das Ziel erreicht zu haben, betrachten wir schließlich als Erfolg.

Vor der Frage nach Erfolg steht die Frage nach dem Sinn

Erfolg besteht darin, dass im Wesen eines Systems angelegte Ziel zu erreichen. Die Frage nach Erfolg kann nicht losgelöst von der Frage nach dem Wesen und dem Sinn eines Systems beantwortet werden.

Die gleiche Fragestellung bezogen auf Unternehmen, führt zu Antworten, die u. a. finanziellen Gewinn, zufriedene Kunden oder Dienst an der Gesellschaft als Erfolgskriterien benennen. Überträgt man nun die Betrachtung von der persönlichen Ebene auf das Unternehmen, so stellt sich auch hier die Frage: „Was ist das Wesen und der Zweck eines Unternehmens?" Die Antwort ist nicht nur für die Erfolgsbetrachtung von Bedeutung, sondern sie bildet auch die Grundlage für Managementtheorien und das praktische Management von Unternehmen, da sowohl die Unternehmensleitung als auch die Mitarbeiter – so, wie das Individuum vom jeweiligen Menschenbild – ihr Rollen- und Selbstverständnis von dem bewusst oder unbewusst gepflegten „Unternehmensbild" ableiten.

Obwohl in der Betriebswirtschaft zwischen den verschiedenen Typen von Wirtschaftseinheiten, wie z. B. **Betrieb, Unternehmen, Einrichtung oder Organisation***, begrifflich und inhaltlich – jedoch nicht einheitlich – unterschieden wird, werden die o. g. Begriffe in diesem Buch gleichbedeutend verwendet. Der Nutzen einer weiteren inhaltlichen Differenzierung der Begriffe ist für die hier angestellten Betrachtungen zu vernachlässigen.*

3 Was ist ein Unternehmen?

3.1 Das klassische Modell – Die Profitmaschine

„Sinn und Zweck eines Unternehmens ist es, Gewinne zu machen. Demzufolge sollten alle Bemühungen darauf gerichtet sein, den Gewinn zu maximieren und auf diese Weise den Wert des Unternehmens zu steigern.“ Oder einfacher ausgedrückt: „Es geht darum, billig einzukaufen und teuer zu verkaufen.“ Diese allgemeine Zieldefinition für ein Unternehmen stellt den Eigentümer und sein Bedürfnis nach einem möglichst hohen materiellen Zugewinn in den Mittelpunkt der unternehmerischen Tätigkeit. Das Gewinnmotiv dient als Orientierungspunkt für Management und Mitarbeiter.

Ein Modell, das ein Unternehmen im Wesentlichen als ein Instrument zur Befriedigung der finanziellen Ansprüche der Anteilseigner versteht, definiert auf diese Weise auch das Kriterium für die Erfolgsbewertung. Pläne, Entscheidungen und Maßnahmen werden an diesem zentralen Ziel ausgerichtet, um den so definierten Erfolg sicherzustellen. Die auf dieser Basis unternommenen Aktivitäten können allerdings zu Effekten führen, die innerhalb des Bezugsrahmens keinen Platz finden und daher auch der Betrachtung entgehen bzw. unbeachtet bleiben. Man nennt diese Auswirkungen unternehmerischen Handelns konsequenterweise „externe“ Effekte. Die Zerstörung der Umwelt aufgrund profitorientierter Unternehmensführung ist ein Beispiel dafür.

Ein auf diese Weise verstandener Unternehmenszweck wird nur selten hinterfragt. Er bildet die Prämisse eines Erklärungsmodells, das als Orientierungs- oder Bezugsrahmen für die Bewältigung der mit der Erreichung dieses Ziels verbundenen Probleme verwendet wird. Berechtigte Fragen, die ein derartiges Modell nicht zulässt, könnten lauten:

- Warum stehen die Gewinne und die Wertsteigerung eines Unternehmens dem Eigentümer zu?
- Warum ist in letzter Instanz der Eigentümer eines Unternehmens legitimiert, über die Geschicke des Unternehmens zu entscheiden?
- Ist nicht Wissen wichtiger für ein Unternehmen als Kapital?

Innerhalb des oben gewählten Bezugsrahmens scheinen derartige Fragen überflüssig und unverständlich. Sie passen im wahrsten Sinne des Wortes nicht „ins Bild" bzw. „sprengen den Rahmen". Abgesehen von den offen gebliebenen Fragen, begegnen wir mit dem Rahmen der Gewinnmaximierung einem weiteren Problem: Der Rahmen passt nicht auf das Bild einer gemeinnützigen[3] oder öffentlichen Einrichtung, da diese ausdrücklich nicht den Gewinn als Ziel ihrer Tätigkeit definiert hat.

Es stellt sich nun die Frage, ob wir neben dem Bezugsrahmen für profit-orientierte Unternehmen ein zweites, gesondertes Modell für gemeinnützige Unternehmen heranziehen müssen? Möglicherweise ist aber auch ein übergeordnetes Konzept geeignet, sowohl für gewinnorientierte Unternehmen als auch für gemeinnützige und wohltätige Einrichtungen als Erklärungsmodell zu dienen.

Wenn es sich so verhält wie in der Physik, können wir guter Hoffnung seien, denn das von Einstein begründete physikalische Weltbild umfasst dasjenige von Newton. Die Newton'sche Mechanik ist sozusagen ein Spezialfall der relativistischen Betrachtung. Physiker sind also in der glücklichen Lage, nicht mit zwei unterschiedlichen Ansätzen arbeiten zu müssen.

3.2 Das gemeinnützige Modell – Dienst an der Gesellschaft

Da das klassische Modell der Gewinnorientierung als Bezugsrahmen für gemeinnützige Unternehmen[4] nicht taugt, müssen wir auf ein anderes Modell zurückgreifen. Die Bezeichnung lässt das Modell erahnen: Gemeinnützigkeit stellt den „Nutzen für die Gemeinschaft" in den Vordergrund. Sinn und Zweck gemeinnütziger Unternehmen bestehen in erster Linie darin, einem gesellschaftlichen Bedarf nachzukommen, sei es die Versorgung und Betreuung kranker Menschen, die Hilfe in Not- und Katastrophenfällen oder die Re-Integration von kriminellen Jugendlichen in die Gesellschaft – um nur wenige Beispiele zu nennen. Die Unternehmensführung und alle Mitarbeiter – ob angestellt oder ehrenamtlich tätig – haben sich diesem besonderen Ziel verpflichtet. So gesehen besteht das Ziel eines gemeinnützigen Unternehmens darin, zum Wohlergehen der Gesellschaft beizutragen. Oder mit den Worten von Peter Drucker[5]:

3 Wenn im weiteren Verlauf von der „gemeinnützigen Organisation" die Rede ist, so steht sie stellvertretend auch für andere Organisationen, die nicht gewinnorientiert arbeiten.

4 „Eine Körperschaft verfolgt gemeinnützige Zwecke, wenn ihre Tätigkeit darauf gerichtet ist, die Allgemeinheit auf materiellem, geistigem oder sittlichem Gebiet selbstlos zu fördern" (§ 52 Abgabenordnung). „Selbstlos" bedeutet, dass erwirtschaftete finanzielle Überschüsse nicht an nicht-gemeinnützige Eigentümer ausgeschüttet werden dürfen.

5 Peter Ferdinand Drucker (1909–2005) zählt zu den größten und einflussreichsten Vordenkern der modernen Managementlehre und wird von manchen als der einflussreichste Managementdenker aller Zeiten angesehen. Das

„Der Zweck der modernen Organisation besteht darin, einen bestimmten Dienst für die Gesellschaft zu erbringen.“ (Drucker 2001, S. 73)

Mögliche Fragen an dieser Stelle könnten lauten:

- Sind nicht-gemeinnützige Unternehmen „gemein-unnützig“ oder sogar „gemein-schädlich“?
- Unterscheiden sich profit-orientierte Unternehmen und gemeinnützige Einrichtungen wirklich?

Auch wenn zu beiden Fragen in Laien- sowie auch in Fachkreisen sehr unterschiedliche Ansichten vorherrschen, soll hier der Versuch unternommen werden, ein Unternehmensbild zu skizzieren, das beide Unternehmensformen in einem größeren Rahmen vereint und als Grundlage für die später noch zu beantwortende Frage „Was ist strategisches Management?“ dienen kann.

3.3 Das neue Bild des Unternehmens

Warum sollte nicht auch für ein Wirtschaftsunternehmen der Dienst an der Gesellschaft als übergeordnetes Ziel angesehen werden können? Ein Unternehmen, gleich welcher Art, wäre demzufolge eine gesellschaftliche Institution, in der Menschen auf der Grundlage gemeinsamer Werte und Ziele eine spezifische Leistung erbringen. Erfolg für das Unternehmen besteht schließlich darin, dass dieser Dienst auf Dauer erbracht werden kann. Graf von Moltke definierte schon 1890 Erfolg als die *„Fortbildung des ursprünglich leitenden Gedankens entsprechend den sich stets ändernden Verhältnissen.“* Die dauerhafte Erfüllung des Unternehmenszwecks ist das Erfolgskriterium. *Nicht gewinnen, sondern überleben ist das oberste Ziel*, an dem sich die Aktivitäten des Unternehmens auszurichten haben. Dabei bildet die Anpassungsfähigkeit an die „sich stets ändernden“ Verhältnisse und die Entwicklung von Fähigkeiten und Kompetenzen den Kern strategischer Bemühungen.

Vor diesem Hintergrund wird verständlich, welchen besonderen Stellenwert die explizite Formulierung des Unternehmenszweckes hat. Es bedarf einer Antwort auf die Frage „Was ist die spezifische Leistung, die das Unternehmen als Dienst erbringt?“. Sie muss sowohl dem Management als auch den Mitarbeitern als Leitschnur dienen und für die Gesellschaft transparent sein.

Um Missverständnissen vorzubeugen: Wirtschaftliche Gewinnerzielung verliert in diesem Kontext keineswegs ihre Bedeutung. Sie bildet jedoch nicht mehr den Endzweck sondern stellt lediglich eine Voraussetzung dar für die Überlebensfähigkeit von Organisationen; vergleichbar mit der körperlichen Gesundheit beim Menschen, die eine Voraussetzung und Vorbedingung für das Erreichen höherer Ziele bildet.

Management gemeinnütziger Unternehmen diente ihm als Vorbild und Grundlage seiner Theorien über das Management, die er in zahlreichen Büchern und Publikationen verbreitete und als Unternehmensberater bemüht war, in die Praxis der Unternehmen einzuführen.

Peter Drucker geht – was die Unternehmensgewinne betrifft – sogar noch einen Schritt weiter und behauptet: „*For the essential fact about profit is that there is no such thing. There are only costs*“ (Drucker 1975). Es gibt keine Gewinne, es gibt nur Kosten. Dabei handelt es sich zum einen um die Kosten des täglichen Geschäfts und zum anderen um die Kosten, um im Geschäft zu bleiben.

Die Kosten des Geschäfts entstehen aus dem Einsatz der bekannten Produktionsfaktoren Arbeit, Sachmittel und Kapital. Die Kosten für das Kapital, das von seinen Eigentümern zur Verfügung gestellt wird, werden im Gegensatz zu den Kosten für Arbeit und Sachmittel als Rendite aus dem buchhalterischen Gewinn beglichen. Es handelt sich dabei aber um Kosten für die Nutzung des Eigenkapitals für Unternehmenszwecke.

Die Kosten, um im Geschäft zu bleiben, können angesehen werden als fiktive Prämien für eine Versicherung gegen das unternehmerische Risiko, denn jedes Unternehmen setzt heute Ressourcen ein in der Erwartung auf zukünftige Geschäfte. Da die Zukunft nicht voraussehbar und damit unsicher und mit Risiken behaftet ist, muss ein finanzielles „Polster“ für den Eintritt der bekannten als auch der unbekannten Risiken erwirtschaftet werden. Außerdem müssen die Kosten der Anpassung an zukünftige Zustände einkalkuliert werden. Maßnahmen zur Innovation und das Experimentieren mit neuen Ideen sind notwendige Aktivitäten, um die Zukunftsfähigkeit eines Unternehmens zu erhalten und damit „im Geschäft zu bleiben“. Im Gegensatz zu den Kosten der ersten Art, ist es äußerst schwierig, die Höhe der Kosten für die „Überlebensfähigkeit“ zu beziffern.

> *„The proper question for any management therefore is not: ‚What is the maximum profit this business can yield?‘ It is: ‚What is the minimum profitability needed to cover the future risks of this business?‘“ (Drucker 1975)*

Diese Aussage Peter Druckers führt in einem Umfeld, das vom klassischen Paradigma geprägt ist, regelhaft zu Irritationen, da es der landläufigen Auffassung „Je höher der Gewinn, desto besser!“ völlig entgegensteht. Sobald man sich jedoch vergegenwärtigt, dass auch der Gewinn seinen Preis hat, fügt sich Druckers Aussage wie selbstverständlich in ein Konzept gesunden und nachhaltigen Wirtschaftens ein. Aber was ist gemeint mit der Aussage „Der Gewinn hat seinen Preis.“?

In einem Wirtschaftskreislauf mit begrenzten materiellen und finanziellen Ressourcen müssen die Gewinne des einen von anderen bezahlt werden. Was der eine mehr hat, fehlt dem anderen. Wer sich zum Ziel setzt, seine Gewinne zu maximieren, läuft Gefahr, dies zu Lasten anderer zu tun. Dass die Macht- und Marktverhältnisse eine derartige Externalisierung von Kosten zulassen, kann keine Rechtfertigung dafür sein, Gewinne auf Kosten anderer zu maximieren. Diesen Umstand mit tugendhaften Begriffen wie „Effizienzsteigerung“ oder „Steigerung der Wirtschaftlichkeit“ zu belegen, verschleiert die mit der Externalisierung verbundenen Risiken.

Ein Kartoffelbauer, der seine Wirtschaftlichkeit erhöhen möchte, wird höchstwahrscheinlich davon absehen, den Einkaufspreis für Milch, die er bei seinem Schwager kauft, soweit zu drücken, wie es ihm seine Macht- und Marktposition erlauben würde. Aus zwei Gründen: Erstens würde die Beziehung zwischen den Familien und damit das soziale Gleichgewicht gestört. Und zweitens weiß der Kartoffelbauer, dass er zukünftig keine Milch mehr kaufen können wird, wenn sein Schwager von den Erlösen nicht auskömmlich wirtschaften und leben kann. Sind uns die an einem Geschäft beteiligten Personen nicht so nah oder sogar unbekannt, so neigen wir dazu, diese Zusammenhänge zu übersehen.

Fazit: Die Anwendung des Minimal- bzw. Maximalprinzips auf den Umgang mit materiellen Ressourcen ist äußerst sinnvoll. Geld aber ist keine materielle Ressource! Die Externalisierung von Kosten als Mittel zur Gewinnsteigerung hat externe Effekte, die den Gleichgewichtszustand des Gesamtsystems gefährden. Daher die Forderung Druckers, sich auf eine Profitabilität zu beschränken, die für ein nachhaltiges Wirtschaften ausreicht.

Damit haben wir das Bild einer Organisation skizziert, die zum Zwecke einer dauerhaften Dienst-Leistung für die Gesellschaft ihre Kosten decken muss. Gewinne existieren nicht mehr. Gewinnorientierung ist – auch für Wirtschaftsunternehmen – einer Orientierung an der Überlebensfähigkeit gewichen.

Was bedeutet Erfolg?

Unternehmenserfolg besteht darin, dass das Unternehmen trotz der sich verändernden Verhältnisse der Umwelt seinen Bestimmungszweck dauerhaft erfüllen kann.

Anwendung in der Praxis

Auf ein Krankenhausunternehmen angewendet bedeutet dies, dass sein Erfolg darin zu sehen ist, dass es auf Dauer in der Lage ist, kranken Menschen zu helfen, Leid zu lindern und Gesundheit zu erhalten.

4 Die Formel für Erfolg

Überlebensfähigkeit im Bereich der Natur ist gegeben, wenn ein Organismus in der Lage ist, ein dynamisches Gleichgewicht in der Beziehung zu seiner Umwelt herzustellen und aufrecht zu erhalten. Er steht in einem ständigen Austausch- und Anpassungsprozess und muss die unterschiedlichen Ansprüche, die an ihn gestellt werden, bewältigen. Organisationen als gesellschaftliche Organismen sind ebenfalls den Ansprüchen verschiedenster sozialer Gruppen und Einheiten ausgesetzt. Das Unternehmen als Dienst-Leistungs-Einheit[6] steht somit im Austausch mit zahlreichen Anspruchsgruppen.

Die klassische Darstellung vom Unternehmen, das in einer Austauschbeziehung zu „seinem Kunden" steht (s. Abb. 1 oben) birgt die Gefahr, dass die Bedeutung der übrigen Anspruchsgruppen des Unternehmens nicht angemessen zum Ausdruck kommt, da sie in dem verwendeten Bild fehlen. Eine der Realität angemessenere Darstellung zeigt das Unternehmen als ein Element in einem Netz von interdependenten Anspruchsgruppen (s. Abb. 1 unten). Der „Kunde" im klassischen Sinne als Abnehmer der Leistung oder des Produkts des Unternehmens ist lediglich eine der zahlreichen Gruppen in diesem Netz. Später werden wir den Kundenbegriff ausdehnen und gleichbedeutend mit Anspruchsgruppen verwenden.

6 Der Begriff „Dienst-Leistung" wird hier in seiner umfassenden Bedeutung verwendet und daher auch orthografisch von dem gängigen Begriff der „Dienstleistung" unterschieden. Er umschließt sowohl die Erbringung materieller als auch immaterieller Produkte.

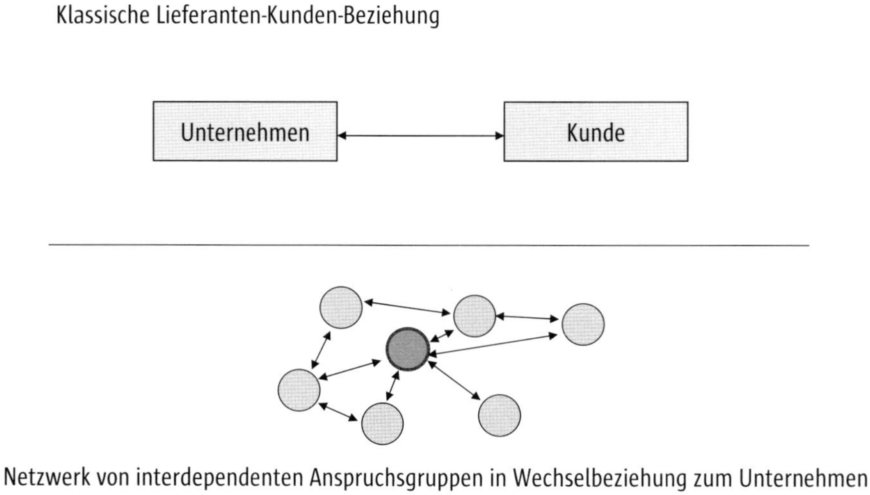

Abb. 1 Das Unternehmen und seine Kunden – einfache und komplexe Darstellungsform

Die Formel für den Erfolg besteht nunmehr darin, den verschiedenen Anspruchsgruppen entsprechend ihrer Bedeutung und Ihrem Einfluss ihre jeweiligen Bedürfnisse zu erfüllen. Dabei ist zu beachten, dass auch andere Unternehmen das gleiche Ziel verfolgen. Tun sie dies innerhalb des gleichen Umfelds, so muss die Formel eine entsprechende Erweiterung erfahren:

Die Erfolgsformel

Erfolg (in Form von dauerhaftem Überleben) erreicht ein Unternehmen, wenn es ihm gelingt, seinen relevanten Anspruchsgruppen entsprechend ihrer Bedeutung und ihrem Einfluss dauerhaft einen Nutzen zukommen zu lassen, der in seiner Gesamtheit höherwertig ist als der, den die Konkurrenz zu bieten vermag (s. Abb. 2).

Der für die Anspruchsgruppen zu erzielende Nutzen beschränkt sich dabei nicht nur auf finanzielle oder ökonomische Vorteile, sondern kann ebenso emotioneller oder politischer Art sein. Die weite Interpretation des Begriffs „Nutzen" ist gerade für Unternehmen, die im Gesundheitssektor tätigt sind von besonderer Bedeutung. In dem stark ökonomisch geprägten Wirtschaftsleben geraten die nicht-ökonomischen Ansprüche und Benefits allzu leicht ins Hintertreffen.

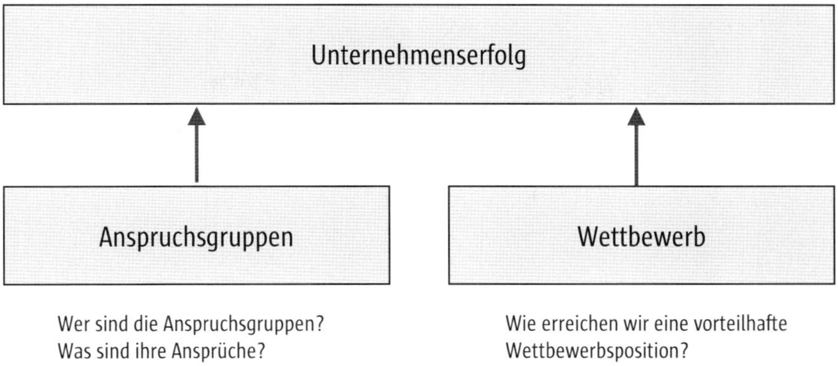

Abb. 2 Erfolgsfaktoren für dauerhaftes Überleben von Unternehmen

Nutzen für Anspruchsgruppen kann viele Formen haben

Ökonomischer Benefit

Ein Mitarbeiter des Unternehmens erhält für seine Arbeitsleistung ein Gehalt. Neben diesem ökonomischen Nutzen spielen jedoch für die Entscheidung eines Mitarbeiters, für ein Unternehmen tätig zu sein, zahlreiche nicht ökonomische Benefits eine Rolle.

Emotioneller Benefit

Wohltätige Unternehmen, die ihre Aktivitäten durch Spenden finanzieren, stehen vor der Herausforderung, den Spendern durch nicht-ökonomische Benefits eine Gegenleistung für ihr finanzielles Engagement zukommen zu lassen. Das Gefühl oder die Überzeugung des Spenders, mit der Spende an genau dieses Unternehmen einen guten Zweck zu unterstützen, ist der erzielte Benefit für den Spender. Sollte allerdings ein anderes Unternehmen in der Lage sein, einem potentiellen Spender ein „besseres" Gefühl zu vermitteln, sei es durch einen anderen Zweck der Mittelverwendung oder durch einen höheren Grad, in dem eingenommene Gelder dem wohltätigen Zweck (und nicht der Verwaltung der Institution) zu Gute kommen, wird der bereitwillige Spender sich und sein Geld dem anderen Unternehmen zuwenden.

Politischer Benefit

Ein Kommunalpolitiker, der sich für den Erhalt oder den Ausbau eines Krankenhauses einsetzt und die dafür erforderlichen finanziellen Mittel bereitstellt, erwartet im Gegenzug keinen direkten finanziellen Nutzen. Viel eher besteht der erwartete Benefit darin, dass sein persönliches Ansehen oder das Ansehen seiner Partei als Folge seines Engagements in der Bevölkerung wächst, was sich wiederum in den Wahlergebnissen niederschlagen sollte.

5 Wettbewerb

Der zweite Teil der Erfolgsformel führt das Element Wettbewerb ein. Friedrich August von Hayek[7] betrachtet Wettbewerb *„als ein Verfahren zur Entdeckung von Tatsachen, die ohne sein Bestehen entweder unbekannt bleiben oder doch zumindest nicht genutzt werden würden“* (Hayek 1969, S. 249). Der Wettbewerb führt zu einem ständigen Strom von Initiativen und Experimenten der Beteiligten und bringt als Folge von Versuch und Irrtum die relevanten Tatsachen ans Licht. Wer die Kundengruppen sind, welche Bedürfnisse sie haben und wie viel ihnen die Befriedigung ihrer Bedürfnisse wert ist, kann nicht theoretisch ermittelt werden. Die Antworten auf diese Fragen können nur aus den konkreten Entscheidungen der Marktteilnehmer in einem wettbewerblichen Umfeld ermittelt werden. Das Verhalten der Marktbeteiligten und ihre Entscheidungen bilden die „Tatsachen“, die einem analytischen Vorauswissen vollständig entzogen sind. Aus der Vielfalt der Angebote kristallisieren sich diejenigen heraus, die dem Bedarf am meisten entsprechen.

Im Lichte des hier verwendeten Bezugsrahmens ist Wettbewerb als Streben und Wetteifern eines Unternehmens um höhere Dienstbarkeit gegenüber seinen Anspruchsgruppen zu verstehen. Wettbewerb dient dazu, den gesellschaftlichen Gesamtnutzen von Unternehmen zu steigern und verliert aus dieser Perspektive betrachtet den bitteren Beigeschmack von Rivalität, die darin besteht, dass zwei oder mehrere Akteure etwas zu gewinnen versuchen,

7 Friedrich August von Hayek (1899–1992) wurde für seine Arbeiten auf dem Gebiet der Geld- und Konjunkturtheorie 1974 mit dem Nobelpreis für Wirtschaftswissenschaften ausgezeichnet. Er plädierte für eine freiheitliche Wirtschaftsordnung, in der die Marktwirtschaft das beste Mittel zur Erreichung von Wohlstand und sinnvollem Ressourceneinsatz darstellt. Das Ausmaß jedoch, in dem von Hayek den freien Markt verherrlichte, ist äußerst kritisch zu bewerten. Die Reduktion des menschlichen Miteinanders auf den Güteraustausch eigennütziger Individuen unter Vernachlässigung anderer Wertekonzepte spiegelt ein Menschenbild wider, das als Grundlage für gesundes Wirtschaften nicht trägt. (Auszug aus einem Interview zu diesem Thema mit von Hayek unter https://www.youtube.com/watch?v=Akdz8yG_8hU)

das nicht alle gleichzeitig gewinnen können (Stigler 1987, S. 531). Insofern ist der Begriff „Mitbewerber“ durchaus passend, da es nicht darum geht, einen Konkurrenten zu schlagen, sondern darum, im Rahmen des „Werbens“ um die Anspruchsgruppen, den Zuschlag zu erhalten.

Wettbewerb dient der Steigerung der Dienst-Leistungs-Fähigkeit von Unternehmen, indem die Anspruchsgruppen und ihre Bedeutung identifiziert und ihre Bedürfnisse möglichst weitgehend erfüllt werden. Wettbewerb ist „nicht Kampf ums Dasein“, sondern „Ringen um Entwicklung“.

6 Die (erfolglose) Erfolgsfaktorenforschung

Die für die bisherigen Überlegungen verwendete Erfolgsformel ist sehr abstrakt formuliert und dürfte für den praktizierenden Manager nur schwer zu operationalisieren sein. Praktiker verlangen nach konkreteren Hinweisen, wie die Bedingungen für den langfristigen Unternehmenserfolg zu gestalten sind. Diesem Bedürfnis hat sich die Managementwissenschaft angenommen. Zahlreiche Projekte und Forschungsvorhaben waren und sind damit befasst, die Gesetzmäßigkeiten des Marktes zu erforschen mit dem Ziel, möglichst unabhängige Variablen und Steuergrößen zu identifizieren, die für den Erfolg von Unternehmen unterschiedlichster Branchen verantwortlich sind. Beispielhaft sollen zwei Forschungsansätze betrachtet werden.

Die PIMS-Studie

1960 hatte der breit diversifizierte Konzern General Electric sich vorgenommen herauszufinden, welche Faktoren die Rentabilität seiner zahlreichen Geschäftseinheiten beeinflussen würden. Würde man diese Erfolgsfaktoren, die das Ergebnis einer umfassenden Analyse aller Geschäftseinheiten sein sollten, kennen, so könnte man die eher erfolglosen Firmen entsprechend entwickeln, um wieder profitabel sein. Mit diesem Vorhaben wurde das sogenannten PIMS-Programm (*P*rofit *I*mpact of *M*arket *S*trategy) geboren.

Es handelte sich um einen der ersten Versuche, strategische Erfolgsfaktoren empirisch-wissenschaftlich zu ermitteln. Man wollte die Gesetzmäßigkeiten des Marktes finden, die dem Erreichen einer hohen Rentabilität zu Grunde liegen. Das Forschungsprogramm wurde schließlich auf weitere Firmen ausgedehnt. Heute betreut das Strategic Planning Institute in Cambridge Massachusetts (http://pimsonline.com) das Forschungsprojekt, an dem sich ca. 400 Firmen mit insgesamt ca. 3.000 Geschäftseinheiten beteiligten.

Unter anderem wurde durch die Analysen des umfangreichen Datenmaterials eine positive Korrelation zwischen Rentabilität und relativem Marktanteil sowie zwischen Rentabilität und relativer Produktqualität festgestellt. Dabei ist jedoch zu beachten, dass dem Ansatz der PIMS-Studie das klassische Unternehmensmodell mit dem Ziel der Gewinnoptimierung in Form des Return on Investment zu Grunde liegt. Wenn überhaupt, ist es nur für gewinnorientierte Unternehmen anwendbar.

Built to last

Einen anderen Ansatz hingegen wählten der Unternehmensberater C. Collins und der emeritierte Professor für Organisationsverhalten und Organisationsentwicklung an der Stanford University in ihrem 1994 erschienen Werk „Built to Last – Successful Habits of Visionary Companies" (Collins und Porras 1994). Auch sie stellten die Frage nach den Voraussetzungen für langfristigen Erfolg. Gegenüber dem Ansatz der PIMS-Studie beschäftigen sich Collins und Porras jedoch eher mit qualitativen Daten.

Mit großem Aufwand trugen sie mit Ihrem Forschungsteam qualitative und quantitative Daten von 18 – so genannten visionären – Unternehmen zusammen, die in der Zeit zwischen 1926 bis 1990 mindestens seit 50 Jahren erfolgreich am Markt aktiv waren. Diesen gegenüber gestellt wurden 18 ähnlich alte Unternehmen, deren finanzieller Erfolg über die gesamte Zeit deutlich niedriger ausfiel. Auf Basis dieser Gegenüberstellung wurde schließlich herausgearbeitet, worin sich die erfolgreichen von den weniger erfolgreichen Unternehmen über lange Zeiträume hinweg unterschieden.

Hier einige ausgewählte Beobachtungen und Schlussfolgerungen:

- Nicht das Erbringen einer Leistung hat im Vordergrund zu stehen, sondern das Schaffen eines dauerhaften und stabilen Systems zur Leistungserstellung.
- Im Mittelpunkt des Handelns steht das „Und". Es ersetzt das fatale „oder", nach dem zu viele Management-Entscheidungen fälschlicherweise auf Entweder-Oder-Annahmen basieren; zum Beispiel „niedrige Kosten oder hohe Qualität".
- Das ständige Streben nach Gewinn führt in letzter Konsequenz ebenso zum Scheitern wie das krampfhafte Festhalten an überkommenen Ideologien. Organisationen brauchen einen Kernbestand an Werten und Ideen, müssen aber darüber hinaus die Fähigkeit zur Weiterentwicklung pflegen.
- Organisationen sollen sich laufend anspruchsvollen und riskanten Zielen verpflichten, also trotz bestehenden Erfolgs das Abenteuer suchen.
- Organisationen sollen durchaus eine kollektive Denkstruktur entwickeln und diejenigen Ressourcen, die sich von der damit verbundenen Ideologie nicht angezogen fühlten, abstoßen.
- Organisationen sollen evolutorische Prozesse der Variation und Selektion von Ideen einleiten, um neue Erfolgsmuster zu finden.

- Organisationen sollen einen permanenten Verbesserungsprozess initiieren, der laufend nach Schwachstellen sucht und Zielerreichung mit Zielverbesserung beantwortet.
- Gewinnmaximierung ist nicht die wichtigste Triebkraft für die erfolgreichen Unternehmen gewesen. Sie haben ein Ziel und Grundwerte gehabt, die über Gewinnforderungen und Börsenwert hinausreichten.
- Erfolgreiche Unternehmen reagieren nicht mit Veränderungen auf kurzfristige Trends oder Modeerscheinungen. Wenn Veränderungen vorgenommen werden, dann geschieht es, ohne die Unternehmensphilosophie aufs Spiel zu setzen.
- Visionäre Unternehmen folgen nicht sklavisch einmal aufgestellten Plänen, sondern neigen zu Opportunismus und Experimenten. Sie testen vieles und behalten das bei, was funktioniert.
- Visionäre Unternehmen stehen eher mit sich selbst im Wettbewerb als dass sie versuchen, Konkurrenten aus dem Feld zu schlagen. Sie sind mit dem Erreichten nie zufrieden und wollen sich ständig weiterentwickeln und besser werden.

Was unlängst in einer deutschen Management-Zeitschrift in der Rubrik „Zahlen, Daten, Fakten" zu lesen war, bringt es auf die einfache Formel:

> *„Jahre, die vergangen sind, seit sich die Wirtschaftswissenschaften erstmals mit der Erforschung von Erfolgsfaktoren beschäftigt hat: 44. Zahl der bisher als gesichert geltenden Erfolgsfaktoren: 0" (brandeins 2006)*

Auch wenn diese drastische Darstellung den Bemühungen der Erfolgsfaktorenforschung nicht ganz gerecht werden dürfte, so ist festzustellen, dass trotz unterschiedlichster Forschungsansätze ein geeintes Set an Erfolgfaktoren auch heute nicht existiert. Über Sinn und Zweck der Erfolgsfaktorenforschung wird nach wie vor heftig debattiert und publiziert.[8] Neben zahlreichen Problemen im Zusammenhang mit fragwürdigen Prämissen, die dem Studiendesign zu Grunde liegen, gibt es grundsätzliche Kritikpunkte, die Zweifel an der Einsatzfähigkeit von Ergebnissen der Erfolgsfaktorenforschung begründen:

- Die Forschungs- und Studienergebnisse basieren auf Analysen der Vergangenheit. Ob diese auch unter zukünftigen Verhältnissen Gültigkeit behalten, ist unklar.
- Da Erfolg im Wettbewerbsumfeld in der Regel durch Wettbewerbsvorteile gegenüber Konkurrenten begründet ist, würde die Identifikation und Umsetzung derartiger Erfolgsfaktoren durch andere Teilnehmer am Markt die Erfolgswirkung des gefundenen Erfolgsfaktors aufheben.
- Empirische Forschung kann lediglich Erfolgsfaktoren untersuchen, die schon eingesetzt werden. Innovative Vorgehensweisen fallen durch's

8 S. z. B. Nicolai A, Kieser A (2002) Trotz eklatanter Erfolglosigkeit: Die Erfolgsfaktorenforschung weiter auf Erfolgskurs, Die Betriebswirtschaft 62 (2002), S. 579–596 oder March JG, Sutton RI (1997) Organizsation as dependet variable, Organization Science, 6. Jg. (1997), S. 698–706 oder auch unter http://dialog-erfolgsfaktorenforschung.de

Raster. Es ist davon auszugehen, dass Erfolgsfaktoren existieren, die in der Vergangenheit noch nicht zum Einsatz kamen und auf ihre Aufdeckung warten.

II

Strategische Planung

1 Planung und Zielsysteme

Kaum jemand würde bestreiten, dass ein planvolles Vorgehen, sei es für das persönliche Leben oder auch für ein Unternehmen, als sinnvoll anzusehen sei. Wie sonst sollten Ziele erreicht werden? Der Zufall ist nicht in der Lage, der Entwicklung eine Richtung zu geben. Also wird unter Einsatz von menschlicher Vernunft und unter Verwendung der verfügbaren Informationen über den bestehenden Ist- und den geplanten Soll-Zustand eine konsequente Vorgehensweise ermittelt, um ein Ziel zu erreichen. Dabei soll die Definition des Ziels als Bestandteil des Planungsprozesses verstanden werden.

Planung ist die gedankliche Vorwegnahme unternehmerischer Ziele und der Prozesse, die erforderlich sind, um die Ziele zu erreichen.

Planung ist demzufolge die gedankliche Vorwegnahme eines zukünftigen Zustands einschließlich des in der Zukunft erforderlichen Handelns, um vom aktuellen Zustand in den neuen Zustand zu gelangen. Die geplanten Handlungen, die darauf ausgerichtet sind, das gesetzte Ziel zu erreichen, bilden jedoch selbst Unterziele, die einer – wenn auch nicht mehr so umfangreichen – Planung bedürfen. Zu beachten ist, dass Unterziele, die geeignet sind, ein bestimmtes übergeordnetes Ziel zu fördern, zugleich auf die Erreichung eines anderen Ziels hinderlich wirken können. Es kommt zu Zielkonflikten. Nicht immer wird ein derartiger Zielkonflikt schon in der Planungsphase entdeckt. Oftmals kommt er erst in der Phase der Implementierung zum Vorschein.

Die Aufgabe besteht nunmehr darin, ein höchst komplexes Gebilde aus sich positiv und negativ verstärkenden Ziel-Mittel-Beziehungen zu erstellen, mit dem das oberste Ziel mit möglichst sparsamem Ressourceneinsatz erreicht werden kann (s. Abb. 3).

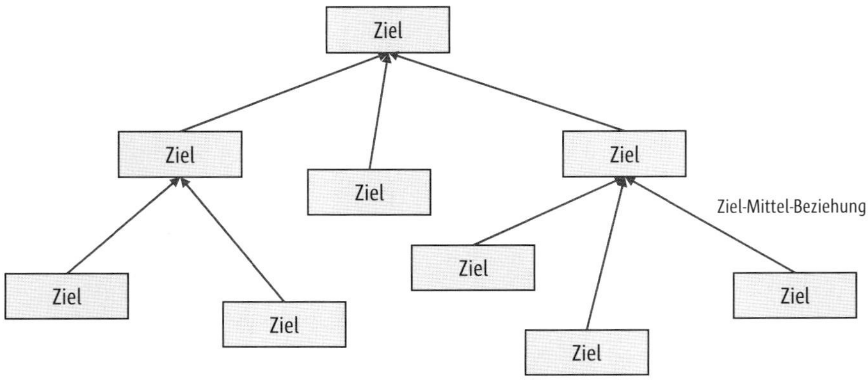

Abb. 3 Zielsystem mit Zielen und Unterzielen, die in einer Ziel-Mittel-Beziehung stehen

Auch wenn es sich hier um ein stark vereinfachtes Modell handelt, so wird ersichtlich, dass planvolles und zielgerichtetes Vorgehen nur vorstellbar ist, wenn an der Spitze der Zielpyramide ein Zielpunkt existiert, an dem das Zielsystem „aufgehängt" werden kann, der aber selbst in keiner Ziel-Mittel-Beziehung mehr steht. Der Versuch diesen obersten Bezugspunkt, von dem – im wahrsten Sinne des Worte – alles andere „ab-hängt", zu definieren, mündet in tiefen philosophischen und ethisch-religiösen Fragestellungen über Sinn und Werte. Inwieweit derartige Fragestellungen aus dem abhängigen System heraus zu beantworten sind, soll hier offen bleiben. Archimedes forderte in einem ähnlichen Zusammenhang:

> *„Gebt mir einen Standpunkt, an dem ich ansetzen kann, und ich hebe euch die Erde aus den Angeln."*

! Die Grundfragen der menschlichen Existenz sind auch die Grundfragen des Managements: Was ist der Sinn und was sind die Werte?

Dass diese Überlegungen – so wenig sie auf den ersten Blick mit „wirtschaftlicher Betriebsführung" zu tun haben mögen – für die Managementlehre von erheblicher Bedeutung sind, zeigen die inzwischen etablierten Disziplinen der Wirtschaftsethik und Unternehmensphilosophie. In diesem Lichte erklärt sich auch die Aussage von Peter Drucker: *„Im Mittelpunkt des Managements steht der Mensch"* (Drucker 2001, S. 27).

Wirtschaftsethik – Ein fiktives Interview mit Prof. Peter Ulrich[9]

Interviewer: Herr Prof. Ulrich, welche Rolle spielt die Unternehmensphilosophie und Unternehmensethik im Management von Organisationen?

Prof. Ulrich: Management kann auf vielfältige Weise in seine Teilfunktionen gegliedert werden. Ohne der Überzeugung zu sein, dass es die einzig richtige Strukturierung darstellt, habe ich zusammen mit meinem Kollegen Prof. Edgar Fluri, der aktuell als Partner und Präsident des Verwaltungsrats von PricewaterhouseCoopers Schweiz tätig ist, die folgenden vier allumfassenden Grundfunktionen des Managements benannt (Ulrich und Fluri 1995, S. 17):

- *Unternehmensphilosophie, Unternehmensethik und Unternehmenspolitik*
- *Unternehmensplanung und Kontrolle*
- *Organisation und Führung*
- *Führungskräfteentwicklung*

Interviewer: Demzufolge spielt – sofern die Reihenfolge der Funktionen von Ihnen bewusst gewählt wurde – die Unternehmensphilosophie offenbar eine ganz grundlegende Rolle. Warum ist dem so

Prof. Ulrich: *Unternehmensphilosophie ist die ganzheitliche Interpretation der wirtschaftlichen und gesellschaftlichen Funktion und Stellung der Unternehmung und der daraus abzuleitenden Sinnzusammenhänge und Wertbezüge des Managements* (Ulrich und Fluri 1995, S. 53). Jede Managementkonzeption basiert auf einer impliziten oder expliziten Unternehmensphilosophie. Bewusst oder unbewusst gründen sich die Entscheidungen und Maßnahmen von Managern auf philosophisch-ethischen Annahmen, die folgende Leitbilder einschließen (Ulrich und Fluri 1995, S. 53):

- *ein Menschenbild*
- *ein Leitbild der Wirtschafts- und Gesellschaftsordnung*
- *ein Unternehmensleitbild*

Ein wertfreies Management ist insofern unmöglich, ebenso wie es eine wertfreie Wissenschaft nicht geben kann. „Wert-volles" Management erfordert allerdings, dass die an der Unternehmensleitung Beteiligten sich über verwendete und andere denkbare Unternehmensbilder klar werden und sich schließlich auf eine gemeinsame Unternehmensphilosophie als gemeinsame Wertbasis verständigen. Ohne eine derartige Verständigung *riskiert das Management jedoch, über kurz oder lang ungewollt gegen die eigenen Zielvorstellungen und Überzeugungen zu handeln oder unzulänglich durchdachte Nebenwirkungen (externe Effekte*[10]*) bei der Verfolgung der Unternehmensziele in Kauf zu nehmen* (Ulrich und Fluri 1995, S. 54).

9 Prof. Peter Ulrich, geboren 1948 in Bern, ist Inhaber des Lehrstuhls für Wirtschaftsethik an der Universität St. Gallen und Gründungsdirektor des 1989 eröffneten Instituts für Wirtschaftsethik. Wörtliche Zitierungen sind kursiv gekennzeichnet. Die übrigen Textpassagen wurden vom Autor verfasst.

10 Externe Effekte – Überbegriff aus der Volkswirtschaft für die Gesamtheit von sozialen Kosten und sozialem Nutzen. Soziale Kosten sind Belastungen und Verluste, die als Folge unternehmerischer Tätigkeit außerhalb des Unternehmens anfallen bzw. beglichen werden müssen, ohne dass sie in das Rechnungswesen des Unternehmens Eingang finden. Durch Unternehmen verursachte Umwelt- oder Gesundheitsschädigungen wären hier u. a. zu nennen. Sozialer Nutzen tritt auf, wenn unternehmerisch bedingte positive Effekte nicht an das Unternehmen zurückfallen bzw. ihm nicht bezahlt werden.

Interviewer: Gerne würde ich das oben Gesagte im Hinblick auf die allerorts beliebte „Leitbild-Diskussion" mit Ihnen vertiefen, allein die Zeit dafür fehlt an dieser Stelle. Abschließend wäre – insbesondere im Zusammenhang mit dem übergeordneten Konferenz-Thema „Strategie" – noch interessant zu erfahren, was die zweite Grundfunktion, nämlich Planung und Kontrolle, beinhaltet.

Prof. Ulrich: Auf Basis der unternehmenspolitischen Grundsatzentscheidungen, die den Grundzweck, die Ziele und Verhaltensgrundsätze des Unternehmens für die Anspruchsgruppen formulieren, besteht die Aufgabe der Planung darin, nach sorgfältiger Analyse Erfolgs- und Leistungspotentiale zu bestimmen (strategische Planung) und diese in zeitraumbezogene Maßnahmenpläne zu überführen (operative Planung). Die dauerhafte Kontrolle des Zielerreichungsgrades sowohl im strategischen als auch im operativen Kontext ist erforderlich, um frühzeitig Zielabweichungen zu erkennen und geeignete Steuerungsmaßnahmen vornehmen zu können (Ulrich und Fluri 1995, S. 54).

Interviewer: An dieser Stelle möchte ich mich herzlich bei Ihnen bedanken, vor allem für die Darstellung der Beziehung zwischen Unternehmensleitbild und strategischer Planung, die unsere Konferenzteilnehmer im weiteren Verlauf noch eingehender vertiefen werden.

1.1 Zeithorizonte der Planung – operativ und strategisch

Die gezielte Zustandsveränderung sowie die erforderlichen Maßnahmen, die zur Veränderung führen sollen, liegen immer in der Zukunft. Allerdings liegen die gesteckten Ziele auf dem Zeitstrahl in sehr unterschiedlichem Abstand zur Gegenwart. Angefangen vom nächsten Schritt, der am folgenden Tag bereits umgesetzt wird, bis zur Vision, die ein Bild in der fernen Zukunft zeichnet. Häufig besteht eine enge Beziehung zwischen dem Ausmaß, in dem das Ziel in die Zukunft reicht und der Stufe des Ziels in der Zielhierarchie. Je höher das Ziel im Zielsystem angesiedelt ist, desto langfristiger muss die Planung sein. Je tiefer die Ziele liegen, desto kürzer ist der Zeitraum, der für die Realisierung zur Verfügung steht. Alle Ziele sind angeordnet auf einem kontinuierlichen Zeitstrahl, auf dem Begriffe wie „kurzfristig" und „langfristig" unterschieden werden können. Ein Kriterium allerdings, das eine klare Zuordnung eines Ziels oder einer Planung in die Kategorie kurzfristig bzw. langfristig zulässt, kann nicht existieren. Es kann jeweils nur mit Bezug auf ein anderes Ziel entschieden werden, ob sich ein bestimmtes Ziel demgegenüber als kurzfristiger oder langfristiger darstellt (s. Abb. 4).

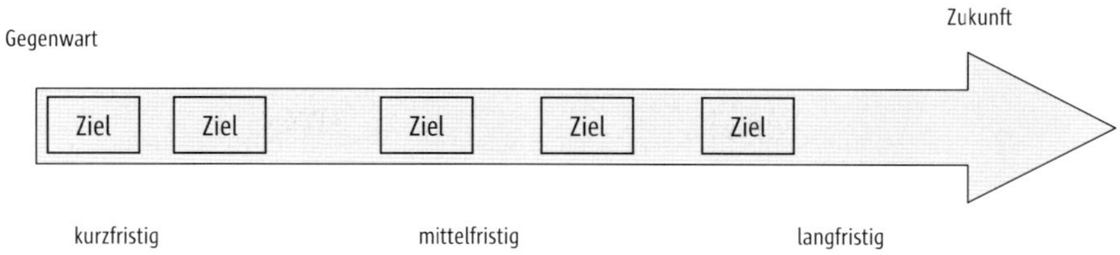

Abb. 4 Zeithorizont und Ziele auf dem Zeitstrahl

Das Problem der Stetigkeit

Die Tatsache, dass zwischen den gegensätzlichen Polen einer Dimension nur stetige Übergänge existieren, macht es uns praktisch unmöglich, die Welt zu begreifen. Um Dinge „be-greifen" zu können, muss das eine von einem anderen Ding unterscheidbar sein. Dinge und Eigenschaften müssen klassifiziert und kategorisiert werden, um mit Begriffen versehen werden zu können. Oder anders ausgedrückt: Die Dinge der Welt müssen *definiert* werden. Sie müssen voneinander abgegrenzt werden, um überhaupt wahrgenommen und in Beziehung zu anderen Dingen gesetzt werden zu können. Insofern verwundert es nicht, dass der Begriff „Definieren" ins Deutsche übersetzt „Abgrenzen" heißt (lateinisch de = ab, weg; finis = Grenze).

Erst die Sprache als Begriffs-System versetzt uns in die Lage, Objekte in einer Welt der stetigen Übergänge und Kontinuitäten zu isolieren, sie wahrzunehmen und in einem Weltbild anzuordnen. Mit dem Messer unserer Denkkategorien und Begriffssystemen schneiden wir Teile aus der chaotischen Realität unserer Umwelt heraus, verleihen Ihnen Namen und glauben anschließend, dass wir es mit fest gefügten Objekten der Außenwelt zu tun haben. Die Realität und ihre Objekte werden also nicht entdeckt, sondern sie werden entsprechend unserer kulturell und sozial determinierten Konzepte erschaffen.

Das Ausmaß, in dem diese Begriffsmodelle unsere Orientierung und den Umgang mit der Realität bestimmen, ist uns in der Regel nicht bewusst. Unterscheidungen, die mit der Verwendung gängiger Begriffe (unbewusst) getroffen werden, führen schließlich zu Konsequenzen, die bei Verwendung anderer Begriffe und Klassifikationen nicht erfolgt wären. Insofern entscheidet Sprache darüber, wie wir mit der Welt und den Dingen umgehen.

Es ist sogar davon auszugehen, dass selbst die – aus unserer Sicht als objektiv geltenden – wissenschaftlichen Theorien und das physikalische Weltbild eine grundlegend andere Form haben würden, wären sie z. B. im Kulturkreis der Hopi-Indianer entstanden.[11] Dies sei an einem Beispiel erläutert: Dass die Physiker

11 Benjamin Lee Whorf hat 1956 in seinem Werk „Sprache, Denken, Wirklichkeit – Beiträge zu Metalinguistik und Sprachphilosophie" die Beziehung zwischen Denkstrukturen, Realitätskonzepten und Sprache unter Verwendung seiner Forschung über die Sprache der Hopi-Indianer sehr anschaulich dargestellt. Auch wenn seine auf Edward Sapir beruhenden Theorien heute als überholt gelten, gehören sie zu den richtunsweisenden Thesen der modernen Linguistik.

im Umkreis von Niels Bohr bei der Deutung und Erklärung der von ihnen begründeten Quantentheorie größten Problemen begegneten, bestätigt den geschilderten Zusammenhang. Die beobachteten physikalischen Phänomene ließen sich zwar mit komplizierten mathematischen Modellen darlegen, sie waren aber mit Gedankenmodellen unter Verwendung von Sprache kaum zum Ausdruck zu bringen. Dass es bis zu einem gewissen Grad dennoch gelingt, hat Niels Bohr – so wird von Werner Heisenberg berichtet – folgendermaßen erklärt:

„Mit dem Geschirrwaschen ist es doch genau wie mit der Sprache. Wir haben schmutziges Spülwasser und schmutzige Küchentücher, und doch gelingt es, damit die Teller und Gläser schließlich sauberzumachen. So haben wir in der Sprache unklare Begriffe und eine in ihrem Anwendungsbereich in unbekannter Weise eingeschränkte Logik, und doch gelingt es, damit Klarheit in unser Verständnis der Natur zu bringen."

Die Tatsache, dass wir nur mit unserer Sprache über Sprache sprechen und mit unserem Denken über das Denken nachdenken können, ist ein unauflösliches Grundproblem menschlichen Erkennens. Es hat aber – wie für alle anderen wissenschaftlichen und nicht-wissenschaftlichen Disziplinen auch – für die Managementwissenschaft grundlegende Bedeutung. Eine Vergegenwärtigung dieser engen Verflechtung von Sprache, Denken und Wissen ist Voraussetzung dafür zu verstehen, dass manche Probleme der Realität eigentlich Probleme unserer Begriffs- und Bezugssysteme sind. Derartige Probleme erfordern dann eine Lösung auf einer anderen Ebene.

Im Zusammenhang mit dem Thema Planung stößt man frühzeitig auf die Unterscheidung zwischen „operativer Planung" und „strategischer Planung". Aber nicht nur Planung, auch Controlling, Management, Marketing und viele andere Managementfunktionen werden mühelos in die Kategorien „operativ" und „strategisch" unterschieden. Dabei wird als das wesentliche Unterscheidungskriterium die Fristigkeit der Ziele herangezogen. Operative Maßnahmen sind eher kurzfristiger Natur, strategische hingegen langfristiger Natur. Da die kurzfristigen Ziele sich systematisch aus den langfristigen Zielen ableiten sollten, *„steht die operative Planung in einer (instrumentellen) Vollzugsfunktion zur strategischen Planung"* (Steinmann 2005, S. 299). Operative Planung soll vorrangig die kurzfristige Profitabilität und Liquidität des Unternehmens sicherstellen. Ein Zeithorizont von einem Jahr wird häufig als „operativer Planungshorizont" genannt.[12]

Obwohl alle Pläne und Aktivitäten auf Zielpunkte gerichtet sind, die sich auf einem stetigen Zeitstrahl anordnen lassen, findet in unserem Verständigungssystem zum Zwecke der Orientierung und Handhabbarkeit die Unterscheidung in zwei Kategorien statt: operativ und strategisch (s. Abb. 5). Wir

12 Wie würde sich der Zeithorizont der operativen Planung verändern, wenn der Lauf der Erde um die Sonne 730 Tage dauern und damit ein Jahr sich auf das Doppelte verlängern würde? Wahrscheinlich würde der Wirtschaftsplan nun auch auf einen doppelt so langen Zeitraum abgestellt und die operative Planung hätte auf diese Weise eine Steigerung des Zeithorizonts um 100 % erfahren.

sollten uns darüber im Klaren sein, dass es sich bei dieser Unterscheidung um ein willkürliches Konstrukt handelt, nicht um das Abbild „objektiver Gegebenheiten“. Die Realität entspricht vielmehr einem Kontinuum zwischen den Extremen „Augenblick“ und „Unendlichkeit“.

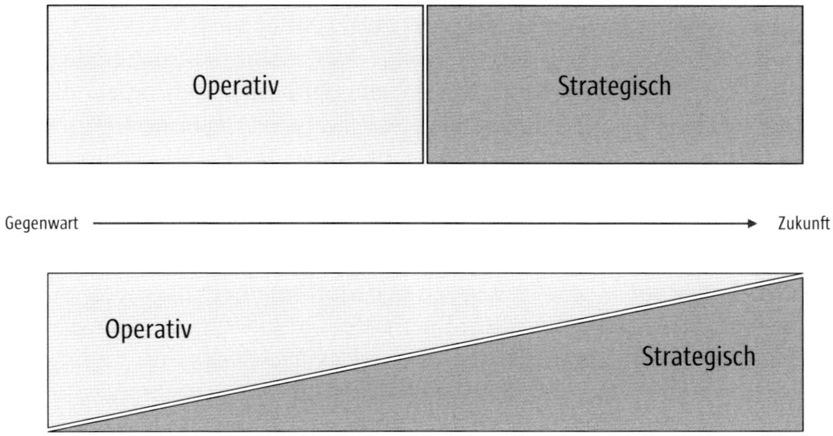

Abb. 5 Zwei mentale Modelle für die Abgrenzung von operativ und strategisch

Neben einer Unterscheidung nach dem relevanten Zeithorizont können auch andere Erklärungsansätze verwendet werden. Versuchen wir, uns der Abgrenzung zwischen operativ und strategisch von einer anderen Seite zu nähern. Vor dem Hintergrund des weiter oben skizzierten Bezugsrahmens zur Bestimmung des Unternehmenszwecks lässt sich die Funktion des Managements im Unternehmensbild folgendermaßen beschreiben:

> *„Die grundlegende Funktion des Managements bleibt unverändert: Menschen durch gemeinsame Werte, Ziele und Strukturen, durch Aus- und Weiterbildung in die Lage zu versetzen,*
> - *eine gemeinsame Leistung zu vollbringen*
> - *und auf Veränderungen zu reagieren.“*
>
> *(Drucker 2001, S. 20)*

Anders ausgedrückt, besteht Management in der Gestaltung und Lenkung sozio-technischer Systeme, so dass diese in der Lage sind, die aktuellen und zukünftigen Bedürfnisse ihrer Anspruchsgruppen optimal zu befriedigen. Die *nachhaltige Gestaltung und Pflege von Beziehungsgeflechten*, die Harmonisierung und Integration von zum Teil widersprüchlichen Interessen zwischen den Anspruchsgruppen in und außerhalb des Unternehmens bildet den Kern des strategischen Managements.

Das wesentliche Element strategischer Bemühungen besteht in der Bewältigung von Veränderungen in der Umwelt. Die kontinuierliche Anpassung an stetige, aber auch abrupte Änderungen in der Umwelt des Unternehmens erfordert kontinuierliches Lernen. Diesen komplexen Lernprozess, der die ganze Organisation erfassen muss, zu gestalten, ist die Aufgabe des *strategischen* Managements. Das Gelernte umzusetzen hingegen ist Inhalt des *operativen* Geschäfts. Strategisches Management dient demnach dazu, *„den Zufall durch den Irrtum zu ersetzen und darauf aufbauend Lernprozesse zu initiieren, die die Entwicklung des Unternehmens vorantreiben“* (Müller-Stevens und Lechner 2003, S. 21).

Strategisches Management im engeren Sinne beschränkte sich in der Vergangenheit im Wesentlichen auf das Problem der Positionierung auf einem Nachfragemarkt. Diese eindimensionale Sichtweise wurde inzwischen abgelöst von der Idee, dass eine andauernde Positionierung des Unternehmens in Form einer *Gesamtpositionierung gegenüber allen Anspruchsgruppen* erreicht werden muss, wobei insbesondere die Entwicklung von Fähigkeiten des Unternehmens einbezogen und den sich ständig verändernden Umweltverhältnissen angepasst werden muss. Die strategischen Bemühungen richten sich auf die Herstellung der Voraussetzungen für Überlebensfähigkeit im oben dargestellten Sinne. Es konzentriert sich auf die *Anpassungsfähigkeit* des Unternehmens, wohingegen das operative Management auf die Stabilisierung des *Anpassungszustands* abzielt.

Aufgabe des strategischen Managements ist es, die Ansprüche der Zielgruppen in einem sich verändernden Umfeld zu *identifizieren*. Aufgabe des operativen Geschäfts ist es schließlich, die identifizierten Ansprüche zu *erfüllen*. Oder mit anderen Worten: Strategien dienen der Herstellung von Erfolgspotenzialen, die im operativen Betrieb genutzt werden. Ein weitläufig bekannter Ansatz, die operative Tätigkeit von strategischen Aktivitäten zu unterscheiden, lautet:

Das strategische Problem: „Tun wir die richtigen Dinge?“
Das operative Problem: „Tun wir die Dinge richtig?“

Beide Aspekte gemeinsam bilden die Voraussetzung für die Existenz und das Überleben von Unternehmen. Ihre komplementären Erfordernisse, nämlich die Herstellung von *Stabilität und Effizienz im Leistungserstellungsprozess* (inneres Gleichgewicht) auf der einen Seite und die mit Instabilität verbundene kontinuierliche *Gestaltung von Anpassungs- und Veränderungsprozessen* (äußeres Gleichgewicht) auf der anderen Seite stellen das Management vor große Herausforderungen.

Die Vereinbarung von Gegensätzen als Kernaufgabe von Management lässt dieses eher als eine Kunst erscheinen, denn als eine Wissenschaft: Die Kunst vom Umgang mit Widersprüchen (s. Tab. 1).

Tab. 1 Komplementäre Aspekte von operativ und strategisch

Operativ	Strategisch
Kurzfristig	Langfristig
Die Dinge richtig tun	Die richtigen Dinge tun
Erfolgspotentiale nutzen	Erfolgspotentiale herstellen
Überwiegend nach innen orientiert	Nach außen und nach innen gerichtet
Ansprüche erfüllen	Ansprüche identifizieren
Inneres Gleichgewicht	Äußeres Gleichgewicht
Routine	Innovation
Effizienz	Effektivität
Stabilität herstellen	Veränderung bewirken

1.2 Gewichtung strategischer Zeitfenster

Es liegt nahe, für strategische Betrachtungen die Angabe eines angemessenen Zeithorizonts einzufordern. Ein gemeinsames Verständnis darüber, in welchen zeitlichen Dimensionen gedacht wird, wenn es um strategische Entscheidungen geht, sollte hergestellt werden. Eine allgemeingültige Festlegung wird sich jedoch kaum treffen lassen, da die Rahmenbedingungen in unterschiedlichen Umfeldern sehr unterschiedlich sind. Nur aus den gegebenen Umfeldbedingungen, aus den branchenspezifischen Verhältnissen kann abgeleitet werden, auf welche Zeitfenster bei strategischen Überlegungen mehr oder weniger zu fokussieren ist. Abbildung 6 zeigt drei unterschiedliche

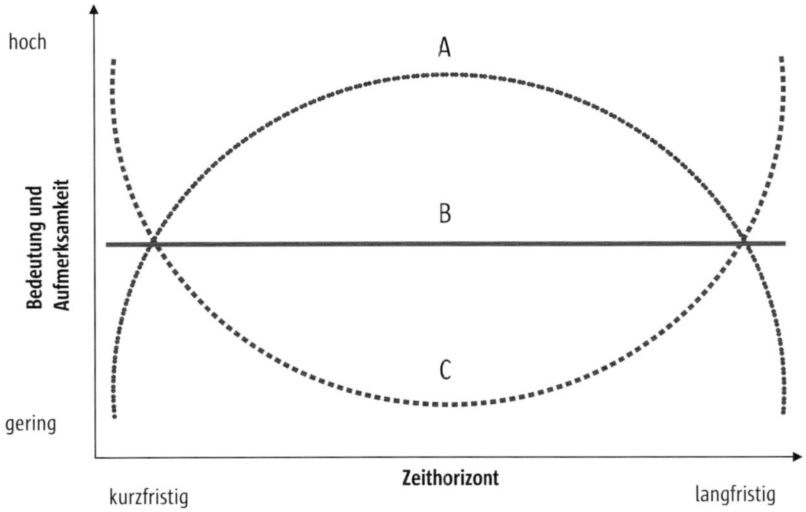

Abb. 6 Varianten der Gewichtung von strategischen Zeithorizonten

Gewichtungsformen. Eine Variante besteht darin, den mittleren Zeithorizont von ca. 5 Jahren gegenüber kurz- und langfristigen Zeiträumen zu bevorzugen (Kurve A). Für andere Unternehmen mag es jedoch keinen Grund geben, bestimmte Zeiträume zu favorisieren. Sie richten ihre Aufmerksamkeit bezüglich Analyse und Planung gleichmäßig auf alle Zeiträume (Kurve B).

Im Gesundheitswesen dürfte das mittlere Zeitfenster aufgrund der starken Abhängigkeit von politischen Zyklen und der Gesetzgebung im Vergleich zu anderen Branchen geringere Bedeutung haben. Die Aufmerksamkeit richtet sich in der Regel auf kurzfristige Veränderungen und sollte ergänzt werden durch die Beschäftigung mit einer ferneren Zukunft, deren Vorbereitung längere Zeiträume beansprucht (Kurve C).

1.3 Ebenen der Planung

Neben dem zeitlichen Bezug, der zur Unterscheidung in operativ und strategisch führt, kann in einer örtlichen Dimension zwischen den verschiedenen Ebenen der Planung unterschieden werden. Danach erfolgt die Planung auf oberster Ebene für das Gesamtunternehmen und setzt sich über die Planung für einzelne Geschäftsfelder auf die untergeordneten Unternehmenseinheiten fort. Die Planungsinhalte und Methoden unterscheiden sich in Abhängigkeit von der Position des Themas im Verhältnis zu den beiden Achsen.

Eine Diskussion über das Themenfeld A (s. Abb. 7) betrifft die langfristige Ausrichtung des Gesamtunternehmens und würde z. B. die Pläne zur Veränderung des Geschäftsfeldportfolios mit einem Zeithorizont von 10 Jahren zum Inhalt haben können. Themenfeld B hingegen könnte die Produktionsplanung einer kleinen Abteilung innerhalb eines Betriebs für den kommenden Monat bedeuten. Zwischen den Dimensionen Zeit und Ort spannt sich für das Unter-

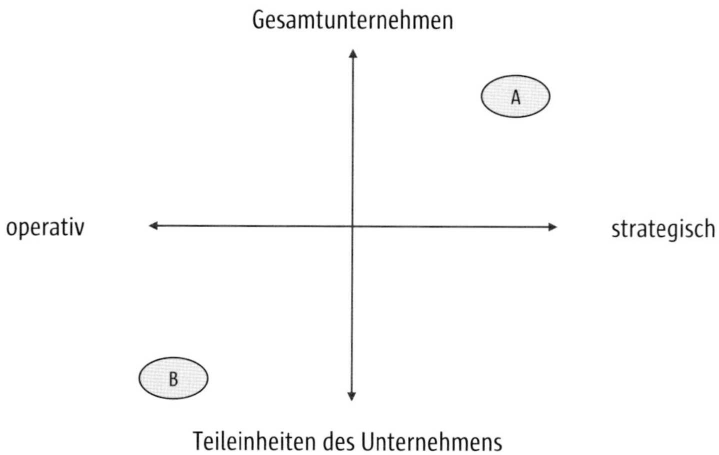

Abb. 7 Die Ort-Zeit-Matrix kombiniert den Planungshorizont und die Planungsebene

nehmen eine Fülle von mehr oder weniger umfassenden Planungsthemen auf. Die bewusste Positionierung des zu bearbeitenden Themenfeldes in der Ort-Zeit-Matrix hilft der gemeinsamen Orientierung und sollte vor Beginn strategischer Diskussionen vorgenommen werden.

1.4 Strategische Planung und Strategie

Im Unterschied zu dem umfassenderen Begriff des strategischen Managements, wollen wir die strategische Planung als einen Prozess verstehen, dessen Ergebnis Strategien sind. Mit Hilfe der Strategie will ein Unternehmen seine definierten, in der Zukunft liegenden Ziele erreichen. Dabei ist die Zielbildung wesentlicher Bestandteil des Strategieprozesses und erfordert die eingehende Analyse von Informationen aus der Umwelt und aus dem Unternehmen. Mit anderen Worten:

> *„Strategische Planung ist ein informationsverarbeitender Prozess zur Abstimmung von Anforderungen der Umwelt mit den Potenzialen des Unternehmens in der Absicht, mit Hilfe von Strategien den langfristigen Erfolg eines Unternehmens zu sichern."*
> *(Bea und Haas 1995)*

Betrachten wir eine geplante Urlaubsreise: Zuerst muss ein Reiseziel ausgesucht werden. Bei der Auswahl des Reiseziels müssen Informationen über in Frage kommende Reiseziele und ihre Charakteristika eingeholt werden: Wie ist das Klima? Welche kulturellen Angebote sind vorhanden? Wie weit ist das Reiseziel entfernt? Zugleich reflektiert man über die eigenen Bedürfnissen und Möglichkeiten: Welches Klima wird bevorzugt? Welche Aspekte sind wichtig, welche nicht? Wie viel Geld kann man bzw. ist man bereit, für die Reise auszugeben? Durch Abgleich dieser zahlreichen Faktoren kommt man schließlich zu einer Entscheidung, um sich anschließend über Reisemittel und Routenplanung Gedanken zu machen. Das Ergebnis dieses Planungsprozesses ist schließlich eine Strategie, mit deren Hilfe man sein Ziel, nämlich einen interessanten und erholsamen Urlaub zu verbringen, zu erreichen hofft.

Gehen wir von der Idee aus, dass die richtige Gesamtpositionierung des Unternehmens in seiner Umwelt als anzustrebendes Ziel zu betrachten ist, so soll die strategische Planung diejenigen Strategien hervorbringen, die für das Unternehmen die richtige Position im Verhältnis zu ihren Anspruchsgruppen aufzeigt und Wege bestimmt, wie diese Positionierung zu erreichen ist. Strategiebildung umfasst also Ziel- und Wegbestimmung.

Strategien sollen die für das Unternehmen zukünftig einzunehmende Position im Verhältnis zu ihren Anspruchsgruppen aufzeigen und Wege beschreiben, wie diese Positionierung erreicht werden kann.

1.5 Der Fit-Ansatz

Igor Ansoff[13] war einer der ersten Managementforscher, der die strategische Planung als eigenständigen Bestandteil des Managements identifizierte und zahlreiche Konzepte und Methoden entwickelt hat, die dieser neuen Disziplin zum Erfolg verhelfen sollten. Eine wesentliche Erkenntnis, die auf ihn zurückgeht, bestand darin, dass es die Aufgabe der strategischen Planung sei, systematisch die zukünftigen Herausforderungen für das Unternehmen zu antizipieren und darauf ausgerichtete Strategien zu entwickeln, um die Herausforderungen zu bewältigen. Dabei hat er neben der Betrachtung der Umwelt vor allem auch die Berücksichtigung der Kompetenzen des Unternehmens als strategisch bedeutenden Faktor eingeführt.

Die Passung zwischen dem Unternehmen und der Umwelt mit ihren veränderlichen Anforderungen wurde erstmals als Ziel strategischen Bemühens formuliert. Strategien sollen diese Passung herstellen und aufrechterhalten. Man spricht vom Fit-Ansatz der strategischen Planung, wobei „fit" im Sinne von „passend" verwendet wird. Der Unternehmen-Umwelt-Fit (s. Abb. 8) wird so über Strategien erreicht, die als Bindeglied zwischen Umwelt und Unternehmen den Erfolg langfristig sicherstellen.

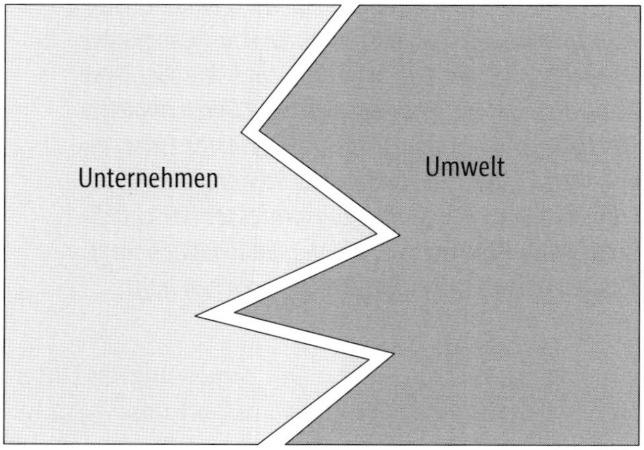

Abb. 8 Unternehmen-Umwelt-Fit als Ziel strategischer Planung

Um diese notwendige Passung zwischen dem Unternehmen und der Umwelt in der Zukunft herzustellen, bedarf es eines systematischen Prozesses unter

13 Harry Igor Ansoff (1918–2002) gilt als einer der Begründer des strategischen Managements.

Einsatz geeigneter Methoden, der schrittweise von der Analyse zur Formulierung einer Strategie führt, die dann im Unternehmen umgesetzt wird.

Ein absehbares Missverhältnis zwischen dem Unternehmens-Profil und dem Umwelt-Profil kann grundsätzlich auf verschiedene Weise beseitigt werden:

- Das Unternehmen kann sein Profil dem erwarteten Umweltprofil anpassen. (Entwicklung)
- Das Unternehmen kann sich in einer neuen Umwelt positionieren, die zu ihrem Profil passt. (Positionierung)
- Das Unternehmen kann das Umweltprofil so verändern, dass es zum Profil des Unternehmens passt.
- Das Unternehmen kann nachträglich zu dem Schluss kommen, dass das prognostizierte Missverhältnis auf einer Fehlwahrnehmung beruhte, die inzwischen korrigiert wurde.

Von dem Fit-Ansatz für die Unternehmens-Umwelt-Beziehung wurde schließlich der Intra-System-Fit abgeleitet. Dieser soll das Erfordernis der Passung zwischen den verschiedenen unternehmensinternen Komponenten zum Ausdruck bringen. Bekanntheit erlangt hat in diesem Zusammenhang vor allem das 7-S-Modell von McKinsey, das darauf ausgerichtet ist, die sieben Subsysteme Strategie (strategy), Struktur (structure), Systeme (systems), Stil (style), Stammpersonal (staff), Spezialkenntnisse (skills) und Selbstverständnis (superordinate goals) in Einklang zu bringen. Viele weitere Varianten der Auswahl von unternehmensinternen Aspekten sind denkbar. Das in Abbildung 9 gezeigte Modell beschränkt sich auf die Darstellung der Passung (Fit) zwischen dem täglichen Tun, den im Unternehmen gepflegten Werten, den Zielen und den Wegen, auf denen die Ziele erreicht werden sollen. Die Strategien, hier als Wege bezeichnet, müssen auf die Ziele ausgerichtet sein, zugleich aber in Einklang mit den Wertvorstellungen des Unternehmens stehen. Das im Unternehmen gepflegte Wertesystem wiederum prägt das operative Tun wie auch die Zielbildung und Bestimmung von Wegen zum Ziel.

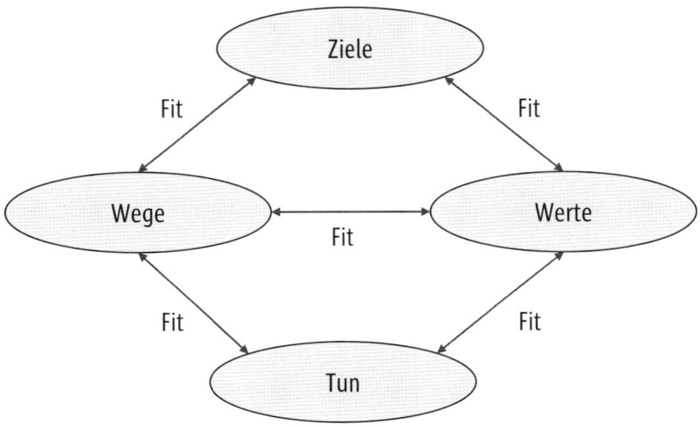

Abb. 9 Modell des Intra-System-Fit

2 Der strategische Planungsprozess

Der Prozess der strategischen Planung in seiner klassischen Form umfasst die strategische Analyse, die Erarbeitung strategischer Optionen, die Auswahl einer Strategie und ihre Umsetzung. Das Kernstück des Strategieprozesses bildet die Analyse der Umwelt und des Unternehmens. Sie soll Aufschluss geben über zu erwartende Veränderungen im Umfeld des Unternehmens sowie über die Stärken und Schwächen des Unternehmens. Aus der Gegenüberstellung von prognostizierten Umweltveränderungen und dem Stärken-Schwächen Profil des Unternehmens können schließlich Chancen und Risiken bestimmt werden, die es ermöglichen, eine Vielzahl von strategischen Optionen zu entwickeln, die zum einen die identifizierten Chancen aufgreifen bzw. die drohenden Risiken vermeiden. Anschließend besteht die Aufgabe darin, aus den zahlreichen Optionen diejenigen auszuwählen, die zur Umsetzung gebracht werden sollen. In Abbildung 10 ist dieser Ablauf schematisch dargestellt. Der Strategieprozess zur planvollen Strategiewahl kann so auch als Selektionsinstrument verstanden werden, das aus der unendlichen Vielzahl möglicher Ziele die Erfolg versprechenden Ziele auswählt und zur Umsetzung bringen soll.

Planung erfordert stets ein Kontrollsystem, mit dem überprüft wird, ob die angestrebten Ziele erreicht und die geplanten Maßnahmen auch umgesetzt wurden. Bei Abweichungen müssen die Ursachen analysiert und Korrekturmaßnahmen ergriffen werden. Alternativ ist auch die Anpassung und Veränderung der gesetzten Ziele denkbar, wenn die zwischenzeitlich erreichten Erkenntnisse dies nahe legen. Im Zusammenhang mit der strategischen Planung spricht man von *strategischer Kontrolle*. Angesichts des sich wandelnden Verständnisses von Strategie und der abnehmenden Bedeutung, die der klassischen Unternehmensplanung in dynamischen Umwelten beigemessen wird, muss auch der Inhalt von strategischer Kontrolle eine grundlegende Wandlung erfahren. Im Kapitel IV.1 werden einzelne Aspekte dieser Thematik behandelt.

Die Themen „strategische Kontrolle“ und „strategisches Controlling“ werden jedoch nicht weiter vertieft.

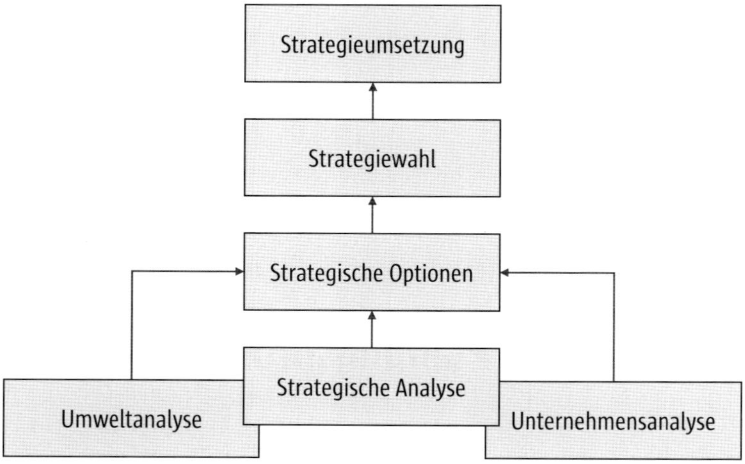

Abb. 10 Der strategische Planungsprozess

Auch wenn die hier dargestellte Beschreibung des Strategieprozesses stark vereinfacht ist, sollten wir ihn vorerst als Strukturierungshilfe gelten lassen. Im strategischen Alltag wird die Abfolge der Planungsschritte selten so sequentiell sein, wie das Schema es vorzugeben scheint. Und auch Frederic W. Taylor wusste schon zu berichten:

> *„No plan survives contact with reality.“*

Was die Einstufung von Umweltveränderungen als Chance oder Risiko betrifft, muss bedacht werden, dass diese Beurteilung nur in Kombination mit dem Ergebnis der Unternehmensanalyse möglich ist. Ein und die gleiche Veränderung kann für das eine Unternehmen eine Chance, für ein anderes Unternehmen jedoch ein Risiko darstellen.

Praxisbeispiel – Chance oder Risiko

In der ersten Hälfte der 90er Jahre war absehbar, dass die Möglichkeit des ambulanten Operierens für Krankenhäuser gesetzlich festgeschrieben werden sollte. Die Bewertung dieser bedeutsamen Umweltveränderung durch Krankenhäuser hing stark von der Interpretation begleitender Veränderungen wie auch von der Einschätzung ihrer eigenen Situation ab.

Haus A hatte aus historischen Gründen viel Erfahrung im ambulanten Bereich und verfügte daher auch über entsprechende organisatorische

Strukturen (z. B. Sprechstunden, Formularwesen, intensive Zusammenarbeit mit niedergelassenen Ärzten), auch ein gut ausgestatteter OP-Saal außerhalb des zentralen OP-Trakts stand zur Verfügung. Die Ausweitung des ambulanten Operierens durch niedergelassene Ärzte betrachtete Haus A mit Sorge, da von diesen zunehmend auch Operationen ambulant durchgeführt wurden, die im Haus A noch stationär erfolgten. Die Möglichkeit, unter dem Druck der „Ambulantisierung" bisher stationäre Patienten selbst ambulant zu operieren und damit als „Kunden" zu behalten, schien Haus A attraktiv. Vor allem würde jetzt auch der einst für die Erste-Hilfe-Stelle eingerichtete OP-Saal mit Nebenräumen wieder zum Einsatz kommen. Die Erste-Hilfe-Stelle musste kürzlich aus Kostengründen geschlossen werden. Haus A hat eine echte Chance identifiziert und schmiedet entsprechende Pläne.

Haus B verfügt über die gleichen Informationen wie Haus A. Die bevorstehende Gesetzgebung zum ambulanten Operieren ruft allerdings völlig andere Reaktionen hervor. Der frisch gebaute zentrale Operationstrakt im 5. Obergeschoss des Krankenhauses verfügt über eine anspruchsvolle Patientenschleuse, die das Personal für das Umlagern auf den OP-Tisch 5 Minuten lang beschäftigt. Die Fahrstühle sind aufgrund einer Fehlplanung schon jetzt maßlos überlastet. Räumlichkeiten für Sprechstunden oder Vorbereitung ambulanter Patienten sind auf der Etage des Zentral-OPs nicht vorhanden und müssten daher im 1. Obergeschoss des Seitenflügels hergerichtet werden. Allein die Kosten für den Transport und das Einschleusen in den Zentral-OP, so haben die Berechnungen des Chefcontrollers ergeben, würden ein Drittel der durchschnittlichen Erlöse betragen. Finanziell würde das ambulante Operieren im Haus auf jeden Fall defizitär sein. Der Geschäftsführer von Haus B spürt großes Unbehagen bei dem Gedanken an die vermutlich kommende Gesetzgebung zum ambulanten Operieren, da er weiß, dass die Krankenkassen dann diese Form der Leistungserbringung in stärkerem Ausmaß von ihm fordern würden. Haus B hat ein ernsthaftes Risiko identifiziert.

III

Umwelt

„Wetteifern um die möglichst umfassende und ausbalancierte Befriedigung von Anspruchsgruppen, um auf diese Weise dauerhaftes Überleben zu sichern." So hatten wir die übergeordnete gesellschaftliche Funktion eines Unternehmens beschrieben. Wer aber sind die Anspruchsgruppen? Oder mit anderen Worten: Was ist die für das Unternehmen relevante Umwelt? Ohne eine Antwort auf diese Fragen, wird es kaum möglich sein, sich seiner Umwelt anzupassen bzw. sie gezielt zu beeinflussen. Um die für das Unternehmen relevante Umwelt bestimmen zu können, muss an erster Stelle bekannt sein, welchen spezifischen Dienst das Unternehmen leistet bzw. leisten will. Was ist das Produkt, das es anbietet? Welchen Nutzen stiftet es für die Kunden? Was ist der Markt, auf dem dieses Produkt gehandelt wird?

Erst die Antworten auf diese Fragen erlauben es, die relevanten Anspruchsgruppen, die mit dem Unternehmen im Austausch stehen, zu benennen, Ihren Einfluss zu untersuchen und Ihre Bedürfnisse zu verstehen.

Zur besseren Orientierung trennen wir die Umwelt auf und unterscheiden das *nahe Umfeld*, auch Aufgabenumfeld oder Wettbewerbsumfeld genannt, *vom fernen Umfeld*, auch allgemeines Umfeld genannt. Das *nahe Umfeld* ist dadurch charakterisiert, dass die Einflusskräfte sowohl vom Umfeld auf das Unternehmen als auch vom Unternehmen auf das Umfeld einwirken. Die Aktivitäten des Unternehmens haben z. B. direkten Einfluss auf seine Kunden, das Kundenverhalten beeinflusst ebenso direkt das Unternehmen. Die relevanten Anspruchsgruppen gemeinsam bilden und prägen dieses spezifische Unternehmensumfeld.

Das *ferne Umfeld* hingegen umfasst Einflusskräfte, die im Allgemeinen einseitig auf das Wettbewerbsumfeld und seine Beteiligten einwirken. Der Einfluss einzelner Anspruchsgruppen auf die Kräfte des fernen Umfelds ist in der Regel eher gering ausgeprägt. Beispiele für Einflussgrößen des fernen Umfelds sind z. B. die Politik, Wirtschaft oder Gesellschaft. In Abbildung 11 ist das Unternehmen mit nahem und fernem Umfeld vereinfacht dargestellt. Die differenzierte Auseinandersetzung mit beiden Umfeldern erfolgt in den folgenden Abschnitten.

Wir sollten uns allerdings auch hier wieder darüber bewusst sein, dass die Unterscheidung in nahes und fernes Umfeld zwar dem Verständnis förderlich ist und Orientierung bietet bei der systematischen Analyse. Es handelt sich aber auch hier um eine künstliche Grenzziehung in einem Kontinuum von Einflusskräften, deren Stärke und wechselseitige Abhängigkeit in dem Modell in Abbildung 11 von innen nach außen hin abnehmen. Die Gefahr besteht grundsätzlich darin, dass die Einflusskräfte und Anspruchsgruppen nach einem durch das Modell festgelegten Schema dem fernen Umfeld zugeordnet werden und damit per definitionem als „unbeinflussbar" gelten.

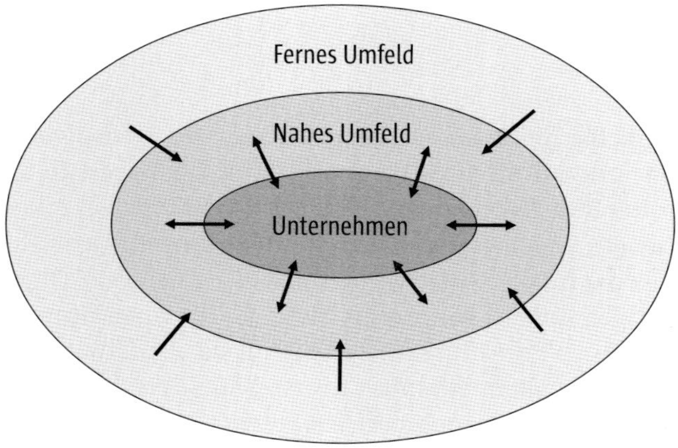

Abb. 11 Fernes und nahes Umfeld in Beziehung zum Unternehmen

1 Unternehmenszweck als Ausgangspunkt für die Bestimmung der relevanten Umwelt

1.1 Mission, Leitbild, Unternehmenszweck

Die Frage nach der relevanten Umwelt und ihren Anspruchsgruppen lässt sich erst sinnvoll beantworten, wenn für das Unternehmen festgelegt oder ermittelt wurde, welchen Nutzen es stiften will. Diese Festlegung steht an erster Stelle und ist Ausgangs- und Bezugspunkt für die Gestaltung von Zielen, Strategien, internen Strukturen und Märkten. Und es ist die Aufgabe der Unternehmensführung *„den spezifischen Zweck und die Mission der Einrichtung festzulegen, sei es, dass es sich dabei um ein Unternehmen, ein Krankenhaus oder eine Universität handelt“* (Drucker 2001, S. 31).

Was ist der Auftrag, den das Unternehmen erfüllen will? Was ist seine Mission? Auf welchen spezifischen gesellschaftlichen Zweck ist seine Existenz ausgerichtet? Im angel-sächsischen Raum werden die Antworten auf diese Fragen im „Mission Statement“ formuliert. Wir wollen – auch wenn manche Managementschulen zwischen Mission Statement und Leitbild differenzieren – den Begriff „Leitbild“ als gleichbedeutend verwenden. Zu unterscheiden vom Leitbild ist jedoch die Vision, die als Bild eines zukünftigen Zustands des Unternehmens richtungweisend ist, im Gegensatz zum Leitbild jedoch ein Verfallsdatum in sich trägt. Sobald der erträumte Zustand erreicht ist, verliert die Vision ihre Wirkung und muss durch eine neue ersetzt werden.

Die Diskussion um den Einfluss von Leitbildern auf die Aktivitäten und die Entwicklung von Unternehmen wird in der Fachwelt sehr kontrovers geführt. Ebenso vielfältig und kontrovers sind die Inhalte von Leitbildern im Bezug auf die Definition des Unternehmenszwecks.

1.1.1 Leitbilder oder „Leidbilder“

Es ist verwunderlich, wie viele erfolgreiche Unternehmen noch immer die Erfüllung der materiellen Interessen Ihrer Anteilseigner als zentralen Daseinszweck ansehen und ausdrücklich formulieren. Dass eine solche Form der Sinngebung den Mitarbeitern die Identifikation mit dem unternehmerischen Tun ermöglicht und Kunden motiviert, die Produkte zu erwerben, ist kaum vorstellbar. Immerhin gehören die folgenden Mission Statements zu Unternehmen, die sich in den Fortunes 500[14] wiederfinden.

(Negativ)Auswahl von Mission Statements von Fortune-500-Unternehmen
(Mission Statements 2008)

Cooper Tire & Rubber Company: The purpose of the Cooper Tire & Rubber Company is to earn money for its shareholders and increase the value of their investment. We will do that through growing the company, controlling assets and properly structuring the balance sheet, thereby increasing EPS, cash flow, and return on invested capital.

Dana Corporation: Dana will grow profitably in the world's vehicular markets and provide industry leading shareholder value.

Devon Energy Corporation: Devon Energy is a results-oriented oil and gas company that builds value for its shareholders through its employees by creating an atmosphere of optimism, teamwork, creativity, resourcefulness and by dealing with everyone in an open and ethical manner.

Dynergy Inc.: Our goal is to be a superior investment for our shareholders through the production, transmission & distribution of electricity, natural gas and natural gas liquids to customers in the United States.

Kerr-McGee Corporation: Create value for shareholders through the energy business.

Owens & Minor: Our mission is to create consistent value for our customers and supply chain partners that will maximize shareholder value and long-term earnings growth: we will do this by managing our business with integrity and the highest ethical standards, while acting in a socially responsible manner with particular emphasis on the well-being of our teammates and the communities we serve.

Dean Foods Corporation: The Company's primary objective is to maximize long-term stockholder value, while adhering to the laws of the jurisdictions in which it operates and at all times observing the highest ethical standards.

Die Formulierung derartiger Unternehmenszwecke kann nur aus der Verwendung überholter Unternehmensmodelle erklärt werden. Das irreführende Bild

14 Die Zeitschrift „Fortune“ ist das älteste Wirtschaftsmagazin der U.S.A. Es veröffentlicht jährlich Ranglisten, darunter die „Fortune 500“, in der die 500 umsatzstärksten Unternehmen der U.S.A. gelistet sind.

des Unternehmens als „Profit-Maximierungs-Maschine" bildet sich in diesen Statements deutlich ab. Von Seiten der Management-Denker vernimmt man diesbezüglich klare Stellungnahmen.

> *„Die Shareholder-Value-Doktrin ist die schädlichste und gefährlichste Entwicklung der letzten zehn bis fünfzehn Jahre, und zwar in jeder Dimension: für das Unternehmen selbst, für seine Gesellschafter und für die Wirtschaft als Ganzes."*
> *(Malik 2005, S. 16)*

Insofern könnte man auf dieser Doktrin aufgebaute Zweckbestimmungen durchaus als „*Leidbilder*" bezeichnen, denn die Maximierung von Unternehmenswert und Gewinnen als Primärzweck führt dauerhaft zu Leid, Krankheit und Untergang.

Die Untersuchungen von Collins und Porras (Collins und Porras 1994) bestätigten diese Einschätzung. Die von ihnen als visionär eingestuften Unternehmen sahen es eben gerade nicht als primäres Interesse an, den Unternehmenswert zu steigern und Gewinne zu maximieren. Wie wir noch an anderer Stelle erläutern werden, ist ein so definierter Unternehmenszweck mit einem dauerhaft gesunden Zustand eines Unternehmens nicht zu vereinbaren. Die Tatsache, dass zahlreiche Unternehmen trotz ihrer ungesunden Zweckdefinition existieren und Erfolg haben, lässt vermuten, dass zwischen der Formulierung des Unternehmenszwecks und dem gelebten Leben – in diesem Falle zu Gunsten des Unternehmens – eine erhebliche Lücke klafft.

Betrachten Sie die folgenden beiden Aussagen zur Unternehmensmission, die etwa zur gleichen Zeit in der Computerbranche im Umlauf waren.

Unternehmensmission von IBM und Apple (Kotler et al. 2003, S. 165)

Zu einer Zeit, als IBM einen Jahresumsatz von 50 Mrd. Dollar machte, verkündete der Vorstandsvorsitzende, dass die Mission von IBM darin bestünde, bis zum Ende des Jahrhunderts den Umsatz auf 100 Mrd. Dollar zu steigern.

Apple formulierte als Zweck seines Unternehmens, es möglich zu machen, dass jeder Mensch sich einen Computer leisten und ihn bedienen könne.

1.1.2 Leitbild oder „Light-Built"

Der Vorwurf, dass es sich bei den Inhalten von Leitbildern häufig um Lippenbekenntnisse handle, die im Unternehmensalltag keine Wirkung entfalten würden, ist nicht leicht zu entkräften. Im Gegenteil. Bart (Bart 1997) veröffentlichte eine Studie unter dem Titel „Sex, Lies and Mission Statements", aus der hervorgeht, dass in einem Großteil der von ihm untersuchten Unternehmen die Diskrepanz zwischen den im Leitbild formulierten Ansprüchen und der gelebten Wirklichkeit größer kaum sein könnte. Die in der Überschrift gewählte Bezeichnung „*Light-Built*“ soll zum Ausdruck bringen, dass es sich dabei um einen Papiertiger[15] handelt, der keine Kraft entfaltet. Sie produzieren lediglich ein schwaches (light) Licht, das zwar blendet aber nicht wärmt.

Gary Hamel[16] und Coimbatore Krishnarao Prahalad berichten von einer Veranstaltung mit fünfzehn Top-Managern eines multinationalen Unternehmens, die sie als Unternehmensberater mit der Präsentation des Unternehmensleitbildes eröffneten. Anmerkungen oder Widersprüche von Seiten der Teilnehmer waren nicht zu vernehmen. Alles schien soweit in Ordnung. Das war ihr Leitbild. Irrtum: Es handelte sich bei dem präsentierten Leitbild um das Leitbild des schärfsten Konkurrenten des Unternehmens (Hamel und Prahalad 1994, S. 145). Fazit: Als Instrument der Differenzierung dürften Leitbilder kaum taugen, wenn selbst die Manager und Mitarbeiter sie nicht von den Leitbildern der Konkurrenten unterscheiden können. Hamel und Prahalad gehen sogar noch weiter und spekulieren, was wohl geschehen würde, wenn man das eigene Leitbild unbemerkt gegen ein fremdes austauschen würde. Würde es überhaupt jemand bemerken? Würde das Leitbild – falls es völlig abhanden käme – überhaupt jemandem fehlen? Zahlreiche Unternehmen verfügen über ausformulierte Leitbilder. Letztlich entscheidend ist aber das Ausmaß, in dem es Handlungsrelevanz in Entscheidungssituationen erlangt – insbesondere in den Führungsetagen, deren Mitglieder gerade in diesen Fragen eine Vorbildfunktion haben. Dann stellt sich heraus, ob das Leitbild wirklich „leitet“ oder als dekoratives „Bild“ die Wände schmückt.

In ganz besonders ausgeprägter Form wurde die Funktion von Leitbildern in Frage gestellt in einem speziellen Service, der von Achim Schwarze im Internet angeboten wurde. Er stellte dort einen Automaten zur Erzeugung von Mission Statements zur Verfügung. Auf Knopfdruck produzierte der Automat zufallsgenerierte Mission Statements, die z. B. folgendermaßen lauten:

Mission Statements aus dem Automaten

„Wir verlassen uns auf unsere wesentlichen Technologien, um den Impact der interaktiven Services zu professionalisieren.“

„Wir vernetzen unsere integrativen Vorstellungen von Total Quality, um die Eigendynamik der strategischen Lösungsansätze zu berücksichtigen.“

„Wir implementieren unsere interdisziplinären Technologien, um den Workflow der ausdifferenzierten Strukturen zu übertreffen.“

(früher unter http://www.achimowitz.de, jetzt nicht mehr verfügbar)

15 Der Begriff „Papiertiger“ wurde von Mao Tse-tung eingeführt und für die Charakterisierung des Imperialismus in seiner Mao-Bibel verwendet.

16 Gary Hamel ist Leiter des Beratungsunternehmens Strategos und Gastprofessor für Strategiemanagement an der London Business School. Coimbatore Krishnarao Prahalad, ist derzeit Professor für Unternehmensstrategie an der University of Michigan. Gemeinsam haben Hamel und Prahalad das Konzept der Kernpompetenzen entwickelt und zahlreiche Arbeiten und Bücher zum strategischen Management publiziert.

1.1.3 Sinn und Werte

Dass es bei vielen Unternehmensleitbildern an der Umsetzung im Unternehmen fehlt, ist eine Feststellung, die nicht mit der Behauptung im Widerspruch steht, dass die Antwort auf die Sinnfrage die Grundlage aller unternehmerischen Aktivitäten darstellt. Sie ermöglicht es, das die Strategien auf „sinnvolle" Ziele ausgerichtet und auf einem „wert-vollen" Fundament errichtet werden. Die Feststellung, dass es künstliche Pflanzen gibt, ist kein Beweis dafür, dass echte Pflanzen nicht existieren; und erst recht kann damit nicht belegt werden, dass echte Pflanzen nicht ein sinnvoller Bestandteil der Natur sind. Ebenso wenig würde man den gesellschaftlichen Einfluss ethisch-religiöser Lehren mit dem Argument ablehnen, dass religiöse Lippenbekenntnisse heute weit verbreitet sind. Es ist aber davon auszugehen, dass der problematische Umgang mit Unternehmensleitbildern durchaus eine Widerspiegelung der gesellschaftlichen Unsicherheit im Umgehen mit Sinnfragen darstellt. Wie auch sollten Fragen zu Sinn und Zweck von Unternehmen beantwortet und gelebt werden, wenn die gleichen Fragen – bezogen auf das menschliche Individuum – in die Tabu-Zone gesellschaftlicher Themen verschoben werden.

Im Management können, wie auch Peter Drucker uns bescheinigt, diese Fragen nicht ausgeblendet werden:

> *„Jeder, der wie ich über Jahre hinweg mit Managern unterschiedlichster Einrichtungen gearbeitet hat, weiß, dass das Management eine eingehende Auseinandersetzung mit moralischen Fragen wie mit der Natur des Menschen und der Frage von Gut und Böse erfordert." (Drucker 2001, S. 30)*

Und er fügt hinzu:

> *„That business purpose and business mission are so rarely given adequate thought is perhaps the most important cause of business frustration and failure."*
> *(Drucker 1974, S. 78)*

Nach dem oben Gesagten kann das Leitbild verstanden werden als *„eine breit definierte, aber beständige Aussage über den Zweck, der die Organisation von anderen ihrer Art unterscheidet und den Umfang seiner Tätigkeiten in Produkt- (Service) und Marktbezeichnungen identifiziert"* (Pearce 1982). Diese Definition entspricht einer Kategorie von Leitbildern, die nach Andrew Campbell[17] der „strategischen Schule" entsprungen sind. Er beobachtete im Rahmen seiner Forschungen über Mission Statements zweierlei Denkansätze. Die eine, von ihm als *„kopflastig"* charakterisierte „strategische Schule" sieht im Mission Statement den obersten Punkt einer Zielhierarchie, an dem sich die weiteren strategischen Ziele zu orientieren haben. Das Mission Statement soll die Frage beantworten: „Was ist unser Geschäft?". Für die zweite Schule, die er als *„herzlastig"* bezeichnet,

17 Andrew Campbell ist Direktor des Ashridge Strategic Management Center.

bildet das Mission Statement in erster Linie eine Aussage über gemeinsame Werte und Verhaltensmuster, die es den Mitarbeitern ermöglichen, sich als soziale Einheit zu verstehen.

> ***„Der Intellekt hat ein scharfes Auge für Methoden und Werkzeuge, aber er ist blind gegen Ziele und Werte.“*** **Albert Einstein**

Da auch der Mensch davon abhängig ist, dass sein Herz die Organe mit Nahrung und Kraft versorgt und der Kopf die Aktivitäten des Körpers koordiniert und steuert, ist es nahe liegend, dass auch ein Unternehmen, das als System den gleichen Lebensprinzipien unterworfen ist wie der menschliche Körper, auf beide Funktionen angewiesen ist. Seine Entwicklung erfordert die Kombination von Kraft und Ordnung, von Energie und Struktur. Insbesondere im Kontext strategischer Planung muss darauf geachtet werden, dass das ordnende Prinzip (Ziele und Wege) die notwendige Ergänzung durch das kraftspendende Prinzip erfährt. Ein perfekter Plan ist nicht viel Wert, wenn die Kraft fehlt, die zum Fort-Schritt bewegt.

Andrew Campbell hat vor diesem theoretischen Hintergrund und gestützt auf seine empirischen Studien das Ashridge Mission Modell (s. Abb. 12) entwickelt, in dem zum Ausdruck kommt, dass die beiden Aspekte von „Kopf“ und „Herz“ gleichrangig integriert werden und sich gegenseitig positiv verstärken müssen. Die grundsätzlich widersprüchlichen Facetten von Vernunft und Gefühl wirken komplementär auf den übergeordneten Zweck hin und werden von unten durch die praktizierten Verhaltensmuster und die gelebten Werte gestützt.

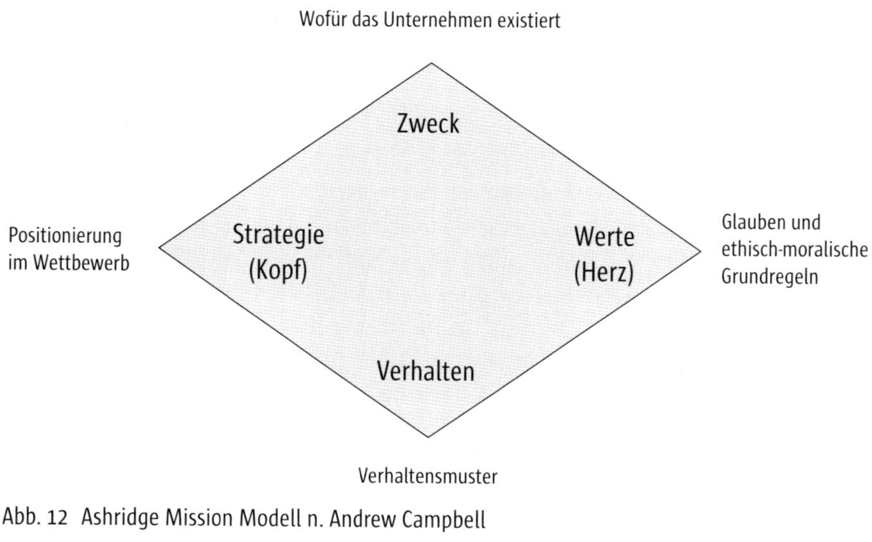

Abb. 12 Ashridge Mission Modell n. Andrew Campbell

Demzufolge müssen Leitbilder nicht nur den Weg aufzeigen und Orientierung bieten, sondern zugleich Motivation herstellen und Initiative fördern, indem für das Unternehmen Werte definiert werden, die das Individuum zu teilen und zu leben gewillt ist. Dabei besteht die Gefahr, eine „Mission Impossible" zu kreieren, indem alle nur denkbaren Ziele und Werte in das Leitbild aufgenommen werden mit dem Effekt, dass die beabsichtigte Wirkung um so mehr nachlässt, je mehr Ansprüche formuliert werden. Die Kunst besteht auch hier darin, das Mittelmaß zu finden. Zumindest auf Selbstverständlichkeiten könnte zu Gunsten differenzierender Aspekte verzichtet werden. Niemand würde in einem Leitbild den Hinweis vermissen, dass Wirtschaftlichkeit und Qualität Grundlage der unternehmerischen Tätigkeit sind. Vielmehr sollten Aspekte Erwähnung finden, die die Individualität des Unternehmens für Mitarbeiter und Kunden markieren und die charakteristischen Stärken benennen. Gezielte Schwerpunkte zu setzen ist oftmals wirkungsvoller als die Aufzählung einer Fülle edler Tugenden.

Es ist zudem durchaus legitim, die Entwicklungsrichtung nicht ausschließlich durch positive Beschreibungen zu bestimmen, sondern durch Ausschlussbestimmungen zum Ausdruck zu bringen, was nicht getan wird. Das Leit- und Wertebild des von Anita Roddick begründeten, wirtschaftlich äußerst erfolgreichen Body Shop enthält unter anderem den ausdrücklichen Verzicht auf Tierversuche. Ebenso bemerkenswert ist die Erwähnung der Natur und der zukünftigen Generationen als relevante Anspruchsgruppe von Unternehmen.

***Das Mission Statement des Body Shop** (Bodyshop 2008)*

Wir sind der Meinung, dass Tierversuche in der Kosmetikindustrie weder notwendig noch moralisch vertretbar sind.

Wir beziehen natürliche Inhaltsstoffe und Accessoires von kleinen Herstellern weltweit und bauen langfristige und faire Handelsbeziehungen zu diesen Produzenten auf.

Wir sind der Meinung, dass jeder Mensch schön ist, jeder auf seine Weise. Seien Sie stolz auf Ihre Individualität.

Die Achtung der Menschenrechte gehört zu den fundamentalen Dingen im Leben, auf die jeder Mensch Anspruch hat. Setzen Sie sich für die Menschen ein, denen dieses Recht verweigert wird.

Wir glauben, dass Unternehmen die Verantwortung haben, unsere natürlichen Ressourcen zu schonen – weltweit und lokal. Wir möchten, dass auch unsere Kinder eine lebenswerte Welt vorfinden.

Die Mission dient der Kanalisierung der Entwicklung des Unternehmens. Sie bildet den Bezugspunkt bei der Erarbeitung und Auswahl von Strategien. Für die weiteren Betrachtungen richten wir daher den Fokus hauptsächlich auf die strategische Komponente von Mission Statements, um uns auf diesem Wege einer Eingrenzung der für das Unternehmen relevanten Umwelt zu nähern. Der Unternehmenszweck definiert und beschränkt die unendliche Vielzahl an denkbaren Dienst-Leistungen und gibt Orientierung.

Wenn Strategie darin besteht, das Urlaubsziel festzulegen und die Reiseroute zu ermitteln, dann muss das Leitbild eine Antwort geben auf die Frage: „Warum will ich in Urlaub fahren?“

Exkurs – Was lehrt das Management die Medizin?

Die Management- und Strategielehre hat inzwischen erkannt, dass Denken und Handeln, Planen und Implementieren untrennbar miteinander verbunden sind. Henry Mintzberg stellt fest:

„Strategieentwicklung muss vor allem die Form eines Prozesses annehmen, in dem Formulierung und Implementierung letzten Endes nicht unterschieden werden können“ *(Mintzberg 2007, S. 238).*

Die Struktur und Kultur, der Körper und die Seele von Unternehmen stehen in einer engen Wechselbeziehung, sie beeinflussen und bedingen sich gegenseitig und können unabhängig voneinander nicht sinnvoll gestaltet werden.

Das ist auch der Grund dafür, dass es kein seriöses Beratungsunternehmen gibt, das sich einseitig oder ausschließlich auf die Gestaltung struktureller Aspekte eines Unternehmens konzentriert, ohne die kulturellen Aspekte zu berücksichtigen und umgekehrt. Auf eine „ganzheitliche Behandlung“ des Unternehmens wird aus guten Gründen von „Unternehmenstherapeuten“ viel Wert gelegt. Einen „Fachtherapeuten für Strukturkrankheiten“ von Unternehmen wird es (hoffentlich) ebenso wenig geben, wie den „Fachtherapeuten für Kulturleiden“.

Wir müssen uns – wenn wir diesen Gedankengang auf die Behandlung von Patienten in unseren Krankenhäusern oder Praxen übertragen – fragen, ob wir medizinische Probleme nicht ebenso ganzheitlich betrachten müssen, wie das Management es uns für Organisationen lehrt. Wenn wir die Einheit von Körper und Seele auch beim Menschen ernsthaft akzeptieren würden, dürften damit erhebliche Auswirkungen für die Ausrichtung therapeutischer Aktivitäten beim Menschen verbunden sein. Würde bei Akzeptanz solcher Prämissen die Aufteilung in somatische und psychologische Heilkunde noch Sinn machen? Alle Fachdisziplinen wären Spezialisierungen innerhalb der Psychosomatik: psychosomatische Chirurgie, psycho-somatische Kardiologie, psycho-somatische Frauenheilkunde. Zugegeben, es klingt ungewohnt, ist aber nicht neu: Das Lebenswerk des großen Naturphilosophen und Arztes Thure von Uexküll bestand darin, den Dualismus zwischen einer „Medizin für

Körper ohne Seelen" und einer „Psychologie für Seelen ohne Körper" in einer „integrierten Medizin" für Menschen mit Seele und Körper zusammenzuführen.

1.1.4 Kurzsichtigkeit und Weitsichtigkeit – beides ist Fehlsichtigkeit

Es ist von besonderer Bedeutung, sich bei der Festlegung des Unternehmenszwecks, die weit reichenden Konsequenzen dieser Entscheidung, die in der Zukunft nur schwer veränderbar ist, zu vergegenwärtigen. Wird die Beschreibung der zu erbringenden Dienst-Leistung zu eng gefasst, so schränkt sie die Beweglichkeit des Unternehmens im Denken und Handeln in zukünftigen Umwelten ein und behindert auf diese Weise die Anpassungsfähigkeit. Das andere Extrem besteht darin, dass die Formulierung des Kundennutzens so umfassend und allgemein beschrieben wird, dass sie keinerlei Richtung weist und somit keine Orientierung bietet. Langfristiges Überleben wird somit durch den Unternehmenszweck maßgeblich beeinflusst, denn er definiert die Daseinsberechtigung des Unternehmens in der Zukunft (Bolon 2005).

Die Folgen einer zu eng gefassten Definition des Unternehmenszwecks in marktbezogener Hinsicht sollen die folgenden Beispiele veranschaulichen.

Pferdepeitschenhersteller scheitern am Mission-Statement

„Ein amerikanischer Ökonom namens Steiner stellte sich 1979 die Frage, was der Grund dafür gewesen sein mag, dass Ende des 19. Jahrhunderts die Hersteller von Pferdepeitschen in großem Umfang Bankrott gegangen sind. Angesichts der technologischen Entwicklung lag es nahe, die aufkommende Motorisierung und den wachsenden Automobilmarkt bei gleichzeitigem Zusammenbruch des Marktes für Pferdekutschen dafür verantwortlich zu machen.

Doch seine Erklärung lautete anders. Er sah den Untergang der Pferdepeitschenhersteller als Folge eines falschen Selbstverständnisses der Peitschenindustrie. Sie hatten sich – nach seiner Ansicht – ein zu enges Leitbild gewählt, dass Ihnen nicht möglich machte, die damals stattfindende Entwicklung erfolgreich mitzumachen. Sie sahen sich heute und in der Zukunft als Hersteller von Pferdepeitschen. Hätten sie jedoch in ihrem Mission Statement den Unternehmenszweck als „Herstellung von Starthilfen für Fortbewegungsmittel" definiert, so wären sie bei der Ablösung der Pferdekutsche durch das Automobil konsequenterweise auf die Herstellung von Startermodulen für Fahrzeuge umgeschwenkt." (Müschenich 2008)

Das kurzsichtige Mission Statement der Eisenbahn

Theodore Lewitt forderte 1960 in seinem berühmt gewordenen Artikel „Marketing Myopia", dass Unternehmen ihren Zweck nicht anhand der Produkte des Unternehmens sondern anhand von Kundenbedürfnissen definieren müssen. Sein klassisches Beispiel betraf die Eisenbahnindustrie.

> *„Das Wachstum der amerikanischen Eisenbahnen kam nicht deshalb zum Erliegen, weil die Nachfrage nach Personen – und Gütertransport nachließ. Im Gegenteil: Die Nachfrage stieg. Die Eisenbahnen stecken heute auch nicht deshalb in Schwierigkeiten, weil dieser Bedarf von Autos, Lastwagen, Flugzeugen oder vom Telefon gedeckt wird, sondern weil sie selbst diesen Bedarf nicht gedeckt haben. Sie gestatteten es anderen, in das traditionelle Geschäft der Eisenbahnen einzudringen. Und der Grund für diesen Kardinalfehler war einfach, dass die Eisenbahngesellschaften die Grenzen ihres Industrie- und Geschäftszweigs zu eng gesteckt und ihre Branche falsch definiert hatten: Sie dachten eisenbahnorientiert und nicht transportorientiert, ihre Politik war produkt- und nicht kundenbezogen." (Lewitt 1960)*

So sehr diese Beispiele die Gefahr einer zu eingeengten Zwecksetzung veranschaulichen, so sehr vernachlässigen sie die Tatsache, dass im Unternehmen auch die Fähigkeit vorhanden sein muss, diesem Zweck dienen zu können. Die Herstellung von Starthilfen für Autos hätte zwar dem aufkommenden Bedarf entsprochen, jedoch sind die benötigten Kompetenzen für die Produktion und den Vertrieb weitgehend verschieden von den Befähigungen, über die man verfügen muss, um Pferdepeitschen herzustellen. Anzunehmen, dass die Flexibilität eines Unternehmens jederzeit einen so grundlegenden Wechsel seines Leistungsangebots zulassen würde, ist äußerst unrealistisch. Heller stellt – was die Peitschenhersteller betrifft – folgende Überlegung zur Diskussion:

> *„Vielleicht hätten die Peitschenhersteller ihre Branche doch lieber nicht als Fahrzeugzubehör- und Transportgeschäft, sondern als Geißelungsbranche definieren sollen." (Mintzberg 2007, S. 55)*

Sie hätten ihre besonderen Kompetenzen, Erfahrungen und Produktionsmethoden beibehalten und nur das Marktsegment wechseln müssen.

Das gleiche gilt für die Behauptung, dass die Eisenbahn mit einem weiter gefassten Mission Statement in der Flug- oder Taxibranche erfolgreich Fuß gefasst haben könnte. Es wäre zu prüfen, ob die Herstellung und das Verlegen von Schienen sowie die Produktion von Eisenbahnen die Kompetenzen bietet, die es braucht, um Flugzeuge oder Autos herzustellen.

Wie so oft liegt die Wahrheit zwischen beiden Extremen: Das Leitbild so zu wählen, dass es einem ggf. erforderlichen Wandel nicht im Wege steht, erhöht den Umfang an Reaktionsmöglichkeiten in Zeiten des Wandels; dies allerdings auf Kosten der Orientierungsfunktion, die die Kräfte und Kompetenzen des Unternehmens auf ein definiertes Leistungssegment fokussiert. Eine eher eng ausgelegte Definition des Unternehmenszwecks hat den Vorteil, dass die Gedanken und Aktivitäten gebündelt werden und effektiv zur Wirkung kommen; dies allerdings zu Lasten der Reaktionsfähigkeit, die in Zeiten des Wandels benötigt wird.

Die Vertreter einer extrem weiten Fassung von Unternehmenszwecken preisen die Vorteile, die in der breiten Wahrnehmung von Anpassungsmöglichkeiten bestehen, vergessen dabei, dass das Können darüber entscheidet, die Möglichkeiten zu realisieren. Die Vertreter von engen Definitionen betonen die hohe Wirkkraft, die durch die Zielgerichtetheit hergestellt wird, vergessen dabei jedoch, dass die Wirkkraft nicht mehr wirken kann, wenn die Zielscheibe ihre Position verändert.

Die Herausforderung besteht demnach darin, die den Umweltverhältnissen und der Umweltdynamik angemessene Mischung aus beiden Extremen für das eigene Unternehmen zu finden und zu leben. Unternehmen vollziehen einen Suchprozess, dessen Ergebnis das Auffinden einer Aufgabe ist, die das Können des Unternehmens mit den Bedürfnissen der Umwelt in optimaler Form zusammenführt. Ähnlich den Organen in unserem Körper: sie haben sich die Funktionen entsprechend ihrer Fähigkeiten sinnvoll aufgeteilt.

1.1.5 Vom Nutzen her denken, nicht vom Produkt

Der Kunde will in letzter Konsequenz nicht ein Produkt, sondern er hat ein Bedürfnis, das er erfüllt sehen möchte. Dieses Bedürfnis zu verstehen, ist der erste und wesentliche Schritt bei der Festlegung des Unternehmenszwecks.

> *„Die Frage ‚Was ist unser Zweck?' kann nur beantwortet werden, indem wir die Tätigkeit des Unternehmens von außen, das heißt vom Standpunkt des Kunden und des Marktes aus betrachten."* (Drucker 2001, S. 42)

Nimmt man diese Perspektive ein, so kann es zur Folge haben, dass man sich unversehens in einem anderen Markt wieder findet, als man aus Sicht des Unternehmens angenommen hatte.

Welchen Nutzen stiftet Cadillac für seinen Kunden?

Die Cadillac Motor Division von General Motors stellte Autos her. Dieser Überzeugung jedenfalls waren sowohl das Management als auch die Mitarbeiter von Cadillac. Und so betrachteten Sie in den 30er Jahren Personen-Transportmittel als ihr Produkt, das auf dem Automobilmarkt gegen Fahrzeuge von Ford oder Chevrolet konkurrierte.

Wie aber sahen es die Käufer eines Cadillacs? Sicherlich schätzten auch sie die Tatsache, dass man sich mit einem Cadillac bequem fortbewegen konnte. Im Vordergrund stand allerdings ein anderer Nutzen des Produkts, nämlich seine Funktion als Prestige- und Luxusobjekt. Und in dieser Funktion konkurrierte ein Cadillac aus Sicht der potentiellen Käufer mit Diamanten und Nerzmänteln, so die Feststellung des damaligen Cadillac-Managers Nicolas Dreystadt. Diese Einsicht führte das vom Untergang bedrohte Unternehmen trotz der Wirtschaftskrise innerhalb kurzer Zeit wieder zum Erfolg.

Was wollen kranke Menschen? Sie haben keinen Bedarf nach Diagnostik oder nach Therapie. Sie gehen nicht zum Arzt, um Medikamente zu erhalten. Und sie gehen auch nicht ins Krankenhaus, weil sie einer stationären Behandlung bedürfen. Es handelt sich dabei lediglich um Mittel, die dem eigentlichen Zweck und Anliegen dienlich sind: Gesundheit wiederherstellen oder Leid lindern. Ein Unternehmenszweck, der die Herstellung von Medikamenten, das Angebot ärztlicher Behandlung oder die Bereitstellung von Betten und Pflege zum Inhalt hat, trifft das Problem der Kunden nur indirekt. Es kommt dem Patienten nicht auf die Mittel an, sondern auf die Lösung seines Problems. Tom Peters formuliert es folgendermaßen:

> *„Quer durch die Unternehmenslandschaft dasselbe Bild: Wo einst ‚Produkte' und ‚Dienstleistungen' waren, werden in Zukunft ‚Lösungen' sein."* (Peters 2003, S. 88)

IBM hat diese Einsicht umgesetzt. Unter der Leitung des branchenfremden Lou Gerstner hat IBM sein Angebot an integrierten Systemlösungen um ein vielfaches ausgebaut. Serviceleistungen und Beratung wurden gegenüber dem Vertrieb von selbst hergestellten Produkten zum vorrangigen Geschäft und führten dazu, dass das schwer angeschlagene Unternehmen innerhalb von acht Jahren wieder wettbewerbsfähig wurde (Handelsblatt 2005, S. 167).

1.1.6 Mission Statements von Unternehmen der Gesundheitswirtschaft

Lassen Sie die folgenden Aussagen einiger Unternehmen aus der Gesundheitswirtschaft auf sich wirken und prüfen Sie, inwiefern die Inhalte

- die Aktivitäten des Unternehmens zu stark einschränken
- noch mit den aktuell ausgeübten Aktivitäten in Einklang stehen
- für Mitarbeiter eine motivierende Funktion ausüben (Herzkomponente)
- den Anspruchsgruppen gegenüber Transparenz vermitteln und sympathisch machen

Mission Statements von Unternehmen im Gesundheitswesen

Rhön AG

„Ziel des Unternehmens: Unser Unternehmensziel ist die Sicherstellung einer bezahlbaren, flächendeckenden Versorgung für jedermann zu jederzeit auf hohem Qualitätsniveau." (Rhön 2008)

Fresenius Kabi

„Our Mission: Based on our expertise in infusion and nutritional therapy with our pharmaceutical products, medical devices as well as disposables and with the commitment and dedication of our employees, we will generate the necessary resources to become the global leader for the therapy and care of critically and chronically-ill patients inside and outside the hospitals." (Fresenius 2008)

Asklepios Kliniken

„Gesellschaftszweck & Aufgaben: Zweck der Gesellschaft ist der Erwerb, Betrieb sowie die Beratung von Kliniken und vergleichbaren, komplementären Gesundheitseinrichtungen." (Asklepios 2008)

Sana

„Mission: Wir als Sana haben unsere Krankenhäuser in einem Verbund vereint. So können wir erfolgreicher unsere Häuser führen und besser die Ansprüche unserer Patienten und Kunden erfüllen. Das ist unsere Überzeugung. Wir sind ein Tochterunternehmen der führenden deutschen privaten Krankenversicherer und unterstützen deren sozial- und gesundheitspolitischen Ziele. Wir wollen für andere ein Vorbild sein und zeigen, dass medizinische und pflegerische Höchstleistungen mit wirtschaftlicher Betriebsführung vereinbar sind. Unseren Erfolg bauen wir langfristig auf mit den eigenen Krankenhäusern, unseren Dienstleistungstöchtern und mit Managementverträgen." (Sana 2008)

DRK Kliniken Berlin

Wir erhalten und fördern die Gesundheit der Menschen und setzen uns für ihr Wohlbefinden ein. Wir versorgen kranke, hilfs- und pflegebedürftige Menschen und bieten ihnen Rat und Unterstützung an. (DRK Kliniken Berlin 2008)

Gesundheitsamt Berlin Tempelhof-Schöneberg

„Was machen wir? Der Gesundheitsförderung und dem Gesundheitsschutz von Mensch und Tier sind wir verpflichtet." (Gesundheitsamt 2008)

AOK

„Unser Unternehmenszweck: Für die Gesundheit unserer Versicherten machen wir uns stark. Wir erhalten und fördern damit ihre Lebensqualität."
(AOK 2008)

ConceptHospital

„Das Krankenhaus ist das Betriebssystem der Gesundheitswirtschaft."[18]

1.2 Segmentierung als Voraussetzung für Wahrnehmung

Die Strukturierung der Umwelt, ihre Aufteilung in Teilmärkte und Segmente entspricht beim Menschen dem *Akt des Sehens*, der wiederum Vorstufe für das Verstehen seiner Umwelt ist. So gesehen, bildet die Segmentierung von Märk-

18 Unter dem Label „ConceptHospital" werden von einer Gruppe von Experten mit Hilfe der trendgestützten Vorausschau Szenarien für das Krankenhaus der Zukunft entwickelt. Näheres siehe Müschenich, M., Scher, P., Richter, D. (2006) „ConceptHospital – Strategien für das Krankenhaus der Zukunft" in Krankenhausreport 2006, Herausgeber Klauber, J. Robra, B.-P., Schellschmidt, H., Schattauer Verlag, Stuttgart

ten die Grundlage für die Wahrnehmung durch ein Unternehmen. Erst wenn Grenzen gezogen worden sind, können Kunden gesehen, verstanden und befriedigt werden.

Sehen besteht in erster Linie darin, die Grenzen zwischen Objekten wahrzunehmen. Unser Nervensystem hat eigens dafür einen Mechanismus ausgebildet, der dazu dient, schleichende Übergänge in scharfe Grenzen zu verwandeln und den Kontrast zwischen leicht unterschiedlichen Farbflächen zu erhöhen, um sie so als gesonderte Objekte wahrnehmen und verarbeiten zu können – die laterale Hemmung.[19] Sehen ist also an die Identifikation von Grenzen gebunden.

Das nützliche Instrument der lateralen Hemmung kann aber in bestimmten Situationen dazu führen, dass wir Dinge wahrnehmen, die nicht wirklich existieren. Es handelt sich dann um optische Täuschungen. Wir können davon ausgehen, dass auch Unternehmen (hoffentlich nur) hin und wieder derartigen Täuschungen unterliegen, wenn sie ihre Umwelt, den Markt und die potentiellen Kunden mit ihren Bedürfnissen und Wünschen in Augenschein nehmen.

Auch Unternehmen können optischen Täuschungen unterliegen

Wenn Sie die Abbildung 14 auf Seite 70 betrachten, werden Sie feststellen, dass an den Schnittpunkten der hellen Linien zwischen den Segementquadraten wechselweise dunkle Flecken erscheinen. Es handelt sich dabei jedoch nicht – wie man vermuten könnte – um Kundenwünsche, die im Prozess der Segmentierung nicht abgebildet wurden und sich deshalb zwischen den Segmenten hervordrängen. Nein; die grauen Flecke, die zwischen den Ecken der Segmentquadrate wahrgenommen werden, sind das Produkt der Funktionsweise unseres Sehapparates. Sie sind das Ergebnis des oben beschriebenen Prinzips der lateralen Hemmung, das es uns erst möglich macht, Objekte voneinander abzugrenzen. Dass dabei unter bestimmten Umständen Objekte entstehen, die nicht wirklich existieren, ist als Fehlleistung unseres Wahrnehmungsapparats anzusehen. Sollten wir allerdings derartige Phänomene nicht als optische Täuschung entlarven, würden die darauf aufsetzenden Strategien kaum Erfolgsaussichten haben.

Die Beschäftigung mit den Voraussetzungen und Mechanismen, die der Wahrnehmung der Umwelt durch das Unternehmen zu Grunde liegen, muss demnach ebenso Bestandteil von strategischem Denken sein, wie die Verarbeitung der Inhalte der Wahrnehmung selbst.

19 Das in unserem Nervensystem verankerte Prinzip der „lateralen Hemmung“, bei dem eine erregte Nervenzelle die Aktivität ihrer benachbarten Zellen hemmt, ist die Grundlage der Wahrnehmung abgrenzbarer Strukturen.

„Wer nicht sehen will, muss fühlen."

Diese leicht abgewandelte Volksweisheit trifft ohne Einschränkung auch auf Unternehmen zu. Ohne zu sehen kann ein Unternehmen sich auf dem Markt nur schrittweise vor-tasten. Ob diese Fortbewegungsform im Kreise sehender Konkurrenten auf Dauer überlebensfähig ist, ist zu bezweifeln.

1.2.1 Sehen ist ein kontinuierlicher Prozess

Ein Augen-Blick vermittelt Ein-Sicht – aber eben nur für einen Augenblick. Da Anpassung und Entwicklung immer mit Bewegung und Veränderung verbunden sind, ist es gewagt darauf zu vertrauen, dass man auf Basis einer Momentaufnahme Fortschritte erzielen kann. Auch wenn man sich nicht selbst bewegt, so verändert sich die Umwelt fortlaufend. Daher besteht die dringende Notwendigkeit, die Augen offen zu halten und kontinuierlich mit der Umwelt in Verbindung zu bleiben. Auf das Marktgeschehen übertragen bedeutet es, dass eine getroffene Entscheidung für die Segmentierung von Märkten – vor allem in Umwelten, die starkem Wandel unterworfen sind – ständig überdacht und überarbeitet werden muss. Im Gegensatz zu unserem Auge, das in kürzesten Abständen seine Blickrichtung wechselt und auf verschiedene Entfernungen scharf stellt, unterliegt die Wahrnehmung der Unternehmensumwelt einem trägeren Verfahren. In diesem Falle können wir nur hoffen, dass wir und die Umwelt sich nicht schneller bewegen als das Auge unserer Organisation.

1.2.2 Segmentierung als schöpferischer Prozess

So sehr die Festlegung der relevanten Umwelt des Unternehmens durch Segmentierung die Voraussetzung für zielgerichtetes Handeln ist, so sehr muss man sich darüber bewusst sein, dass die Segmentierung der Umwelt nicht ein Prozess ist, der zur Entdeckung vorhandener Realitäten in der Wirklichkeit führt, sondern dass es sich um einen aktiven, *schöpferischen Prozess* handelt, in dem wir mit Hilfe unseres Wissens und unserer Erfahrung Abgrenzungen vornehmen und der komplexen Umwelt gedankliche Strukturen aufprägen, die uns den Umgang mit ihr erst ermöglichen. Die Segmentierung dient der Bewältigung der Umwelt in dem Sinne, dass das Unternehmen in die Lage versetzt wird, einen Ausschnitt zu identifizieren, in dem sie Bedürfnisse effektiv und effizient befriedigen kann, so dass die dafür erzielten Gegenleistungen ihr Überleben und Entwicklung ermöglichen.

Die Tatsache, dass es keine Standards für die differenzierte Strukturierung der Umwelt gibt, in Verbindung mit der Beobachtung, dass andere Unternehmen mit gleichen oder ähnlichen Produktangeboten die Umwelt zum Teil sehr unterschiedlich strukturieren, weist darauf hin, dass die Segmentierung selbst schon ein strategischer Akt ist, der über die Einflussnahme auf das unternehmerische Denken und Handeln langfristige Wirkungen entfaltet. Die kontinuierliche kritische Reflektion der Wahrnehmung des Marktes und seiner Teilmärkte muss im Rahmen strategischer Betrachtungen genauso vorgenommen werden, wie die Analyse der in ihnen und auf sie wirkenden Veränderungskräfte.

Segmentierung als strategischer Akt

Nicht nur das definierte Marktsegment muss kritisch analysiert werden, sondern auch die Definition des Segments, die einer stark subjektiv geprägten Interpretation unterliegt, muss kontinuierlich reflektiert und ggf. verändert werden.

Strategie muss sich neben dem Segment auch mit der Segmentierung auseinandersetzen.

Denn Handlungsbedarf entsteht nicht nur dann, wenn in der Umwelt Veränderungen stattfinden, sondern auch dann, wenn die Umwelt anders wahrgenommen wird.

1.2.3 Grundfunktionen von Management

Die Strukturierung der Umwelt und ihrer Bedürfnisse mit dem Ziel, die jeweilige Position des Unternehmens festzulegen bzw. festzustellen, zählt zu einer der ersten Funktionen von Marketing. Und wenn Peter Drucker behauptet, dass es nur zwei Unternehmensfunktionen gibt, nämlich *Marketing und Innovation* (Drucker 2001), so entspricht diese Unterteilung den bekannten Dimensionen Raum und Zeit, die für uns Menschen die Grundlage jeglicher Orientierung und Entwicklung darstellen. Marketing stellt die Orientierung im Raum her, indem es die Unternehmens-Umwelt-Beziehung strukturiert, konkretisiert und so dem Verstehen zugänglich macht. Innovation hingegen entwickelt die Unternehmens-Umwelt-Beziehung in der Zeit und geht mit Lernen und Anpassung einher.

Raum und Zeit im Kontext von Management

Wenn die Gesetzmäßigkeiten, die wir in den verschiedensten Bereichen unserer natürlichen und sozialen Umwelt entdecken, lediglich Widerspiegelungen der Gesetzmäßigkeiten und Eigenschaften unserer Erkenntnisinstrumente sind, verwundert es nicht, dass die Gesetzmäßigkeiten, denen das Weltall gehorcht, letztlich identisch sind mit denen, die das Leben von Unternehmen oder Menschen bestimmen. Existenz

und Leben entstehen in letzter Konsequenz immer aus der Vereinigung der sich widersprechenden Gegensätze; nicht nur von Mann und Frau.

Dieser Sachverhalt wird durch die Beobachtung bestätigt, dass – egal in welchem Gebiet man seine Forschungen beginnt – man immer wieder bei den gleichen Fragen und Problemen endet: Bei den Fragen nach den Bedingungen menschlicher Erkenntnis und der Frage nach dem Sinn. Die Gespräche und Diskussionen unter den Begründern der Quantenphysik, über die Werner Heisenberg in seinem Buch „Der Teil und das Ganze" berichtet, handeln ebenso oft vom Verständnis für das Wesen des Menschen wie von der Materie, die das eigentliche Untersuchungsobjekt der Physik ist. Und auch Einstein sah sich, obwohl er sich mit dem anderen Pol der materiellen Welt, dem unendlichen Kosmos befasste, mit ähnlichen Problemen konfrontiert. Warum also sollte man erwarten, dass es der Lehre, die die Gesetzmäßigkeiten des Überlebens von Unternehmen und Organisationen zu ergründen sucht, der Managementlehre, anders ergeht?

1.2.4 Faktormarkt und Absatzmarkt

Der Austausch von Produkten findet auf Märkten statt. Ein Markt besteht demnach aus allen potentiellen und tatsächlichen Kunden, die daran interessiert sind, ihre Bedürfnisse und Wünsche durch einen Tauschprozess zu befriedigen.

In einer stark vereinfachten Betrachtung kann man einen Markt in *Faktormarkt und Absatzmarkt* unterteilen (s. Abb. 13). Das Unternehmen bezieht auf dem Faktormarkt seine „Produktionsfaktoren" und setzt auf dem Absatzmarkt seine Produkte ab. Es ist – so betrachtet – auch zwei Arten von Wettbewerb ausgesetzt. Auf dem Faktormarkt konkurriert es um den Erwerb von Ressourcen, auf dem Absatzmarkt um die Gewinnung von Kunden.

Der Wettbewerb auf dem Faktormarkt gerät – nach eigener Erfahrung – leicht aus dem Blickfeld, wenn dieser über längere Zeit als Käufermarkt[20] besteht. Eine intensivere Beschäftigung mit den Markt- und Wettbewerbsverhältnissen ist aufgrund der fehlenden Engpassfunktion nicht erforderlich. Ist die Aufmerksamkeit und Wachsamkeit für die Veränderungen auf dieser Marktseite auf diese Weise verkümmert, besteht die Gefahr, dass Veränderungen auf dieser Marktseite erst spät wahrgenommen und der richtige Zeitpunkt für Anpassungsmaßnahmen versäumt wird.

20 Ein Käufermarkt ist ein Markt, auf dem das Angebot die Nachfrage übersteigt und daher keinen Engpass darstellt.

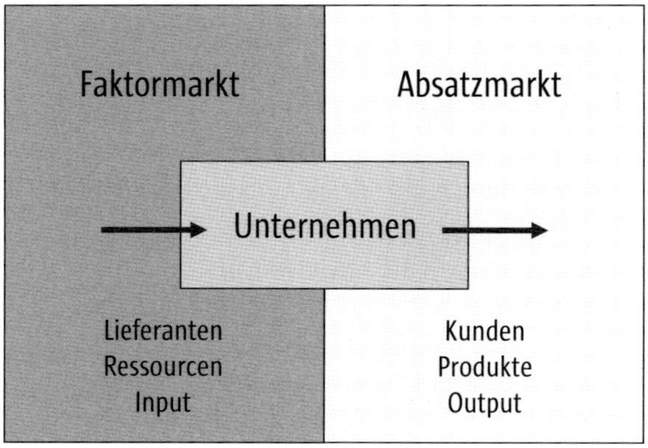

Abb. 13 Aufteilung der Unternehmensumwelt in Faktor- und Absatzmarkt

Praxisbeispiel: Veränderungen auf dem Faktormarkt Krankenhauspersonal

Noch bis vor ca. 10 Jahren waren Krankenhäuser in der glücklichen Lage, dass sie ärztliches Personal aus einer großen Anzahl von Bewerbern auswählen und einstellen konnten. Wettbewerbliche Betrachtungen für diesen Markt anzustellen, war nicht erforderlich. Die Aufmerksamkeit richtete sich auf andere Marktbereiche; in der Regel auf den von stark zunehmendem Wettbewerb geprägten Absatzmarkt, in dem die Überkapazitäten die Wettbewerbsdynamik auf Hochtouren brachten. Die auf den Absatzmarkt fixierte Blickrichtung verhinderte bei vielen Krankenhäusern die rechtzeitige Wahrnehmung der Veränderungen auf dem Arbeitsmarkt.

Der Umschwung vom Käufer- zum Verkäufermarkt, vom Ärzteüberschuss zum Ärztemangel wurde nur von wachsamen Unternehmen realisiert, die eine systematische Betrachtung der Verhältnisse auf dem Arbeitsmarkt – unabhängig von der aktuellen Bedeutung – routinemäßig in ihre Analysen einbezogen haben. Ihnen war es möglich, Entwicklungen und Anpassungsmaßnahmen einzuleiten, die der Veränderung der Einflusskräfte Rechnung getragen haben.

Den Blick in alle Richtungen zu wenden, *auch wenn aus einer bestimmten Richtung für lange Zeit keine* Not *zu nahen droht, ist trotz alledem* not-wendig.

1.3 Strukturierung der Umwelt

Mit der Festlegung eines mehr oder weniger umfassend definierten Unternehmenszwecks wird in einem ersten Schritt der Umfang möglicher Betätigungsfelder für das Unternehmen eingegrenzt und zugleich auf die Erfüllung von ausgewählten Bedürfnissen bestimmter Anspruchsgruppen ausgerichtet. Platos Einsichten stützen ein derartiges Vorgehen:

> *„Ich kenne keinen sicheren Weg zum Erfolg, nur einen zum sicheren Misserfolg – es jedem recht machen zu wollen."*

Da der Unternehmenszweck noch immer einen sehr weiten Rahmen aufspannt, innerhalb dessen sich eine Vielzahl unterschiedlicher Bedürfnis- und Kundengruppen wieder findet, müssen weitere Schritte unternommen werden, um schließlich zu handhabbaren Gruppierungen zu kommen. Diese Gruppierungen sollen es dem Unternehmen ermöglichen, die dann relativ einheitlichen Bedürfnisse einer Gruppe mit seinen Angeboten effektiv und effizient zu bedienen. Würde diese fortlaufende Eingrenzung ohne Ende fortgesetzt, führte sie zu einer Gruppierung, die ein einzelnes Individuum umfasste. Obwohl die voranschreitende Technologisierung in manchen Bereichen individualisierte Produktlösungen ermöglicht, wird die überwiegende Mehrheit von Produkten nach wie vor eine mehr oder weniger große Gruppe von Kunden zufrieden stellen müssen.

Die Herausforderung besteht also darin, zwischen dem sehr effizienten Absatz einzelner Produkte für große Massen und dem äußerst teuren Angebot von Massen an Produkten für jedes einzelne Individuum eine Produkt-Markt-Kombination zu finden, die insgesamt eine höhere Befriedigung der Kundenbedürfnisse bei bezahlbaren Preisen führt.

Das Aufteilen von Märkten in möglichst homogene Teilmärkte, um unter diesen den vom Unternehmen zu bearbeitenden Zielmarkt zu identifizieren, nennen wir *Marktsegmentierung*. Marktsegmentierung ist erforderlich, da dem jeweiligen Marktsegment mit einem angepassten Produktangebot gegenübergetreten werden muss.

Es ergeben sich folgende Fragen:

- Welche Anforderungen müssen Marktsegmente erfüllen?
- Wie werden Marktsegmente festgelegt?
- In welchen Marktsegmenten sind wir oder werden wir aktiv?
- Was sind die spezifischen Bedürfnisse der Kunden in diesen Segmenten?
- Welche Produkte bieten wir in den Ziel-Marktsegmenten an?

Was ist ein Produkt?

Der Begriff „Produkt" wird im alltäglichen Gebrauch gerne mit materiellen Gütern in Verbindung gebracht. In einer breiteren Verwendung würde er auch Dienstleistungen umfassen. Im weiteren Verlauf werden wir die Bezeichnung „Produkt" in seiner allumfassenden Bedeutung verwenden.

„Als Produkt wird alles bezeichnet, was auf einem Markt angeboten werden kann, um Bedürfnisse oder Wünsche zu befriedigen."
(Kotler et al. 2003, S. 40)

Es kann sich dabei um Bedürfnisse jeglicher Art handeln: materielle, finanzielle, emotionale, körperliche, geistige, soziale, usw.

So gesehen handelt es sich bei einem Produkt um eine „Bedürfnisbefriedigungseinheit".

Nicht nur neu zu gründende Unternehmen müssen diese Fragen konsequent bearbeiten. Auch für existierende Organisationen mit einem bestehenden Angebot an Produkten ist es von zentraler Bedeutung, sich aktuell „in Raum und Zeit" zu verorten und zu orientieren. Die Voraussetzung für jegliche Betrachtung über strategische Entwicklung mit Zielsetzungen in der Zukunft besteht darin, dass die aktuelle Position bekannt ist. Ohne die Berechnung des aktuellen Standorts können selbst Navigationsgeräte keinen Weg zum Ziel berechnen.

1.3.1 Anforderungen an Marktsegmente

Es bieten sich unzählige Möglichkeiten, Märkte zu zergliedern und zu zerteilen. Doch nicht alle möglichen Segmentierungen führen zu sinnvollen Ergebnissen. Den Markt für Pfeffer in großwüchsige und kleinwüchsige Käufer einzuteilen ist zwar möglich, aber unsinnig. Wir benötigen also Hinweise dafür, welchen Anforderungen Marktsegmente genügen müssen, damit wir sinnvoll mit ihnen umgehen können.

- **Messbarkeit**: Das Marktsegment, das identifiziert wird, muss empirischen Messungen zugänglich sein, da es sonst nicht möglich ist, Erkenntnisse über die speziellen Charakteristika des Segments und seiner Kunden zu gewinnen. Das Segment der „heimlichen Raucher" könnte zwar mit einer „unsichtbaren Zigarette" adressiert werden. Die potentiellen Kunden werden sich allerdings nie als solche zu erkennen geben. Und ohne zu wissen, wie viele potentielle Kunden das Segment umfasst, ist die Entwicklung der „unsichtbaren Zigarette" zu riskant.
- **Potential**: Segmente müssen ausreichendes Umsatzpotential bieten. Zwar kann eine mehrdimensionale Segmentierung von Krankenhauspatien-

ten die Gruppe der privat versicherten Patienten mit einer Körpergröße von mehr als zwei Meter als eigenständiges Segment mit einem speziellen Bedürfnis identifizieren, um daraufhin eine Wahlleistung „Überlänge für Bett und Decke" ins Leben zu rufen. Es ist aber zu bezweifeln, ob die Auslastung der Spezialeinrichtung und der damit verbundene Umsatz die Finanzierung des innovativen Produktangebots erlaubt.

- **Erreichbarkeit:** Das identifizierte Kundensegment muss erreichbar sein für die Kommunikation und Inanspruchnahme des auf sie zugeschnittenen Angebots.
- **Trennbarkeit:** Trennbarkeit von Segmenten kommt dadurch zum Ausdruck, das sich die Reaktionen von Kunden verschiedener Segmente auf Marketingmaßnahmen unterscheiden. Ist dies nicht der Fall, macht die Unterscheidung keinen Sinn, da beide Gruppen mit sehr ähnlichen oder gleichen Leistungen zufrieden gestellt werden können. Ein Sonderangebot für Wellness-Reisen, auf das junge wie auch alte Menschen gleichartig reagieren, ist ein Zeichen dafür, dass die Segmentierung nach Alter für das Produkt Wellness-Reisen nicht relevant ist.
- **Nachhaltigkeit:** Ein potentielles Zielsegment sollte möglichst geringen Schwankungen und Veränderungen unterliegen, da die erforderlichen Anpassungsmaßnahmen auf der Produktseite für das Unternehmen zu aufwändig würden. Das Segment der „Heute-*So*-Morgen-*So*-Kunden" zu bedienen, dürfte wenig Erfolg versprechend sein. Wünschenswert sind Segmente mit „*Heute*-So-*Morgen*-So-Kunden".
- **Machbarkeit:** Die Befriedigung der Kundenwünsche eines Segments muss mit den Ressourcen und Kompetenzen des Unternehmens machbar sein. Es nützt wenig, das Segment der finanzkräftigen und abenteuerlustigen Senioren mit Interesse an Schwerelosigkeitserfahrung zu identifizieren, wenn es keine Möglichkeit gibt, diesem Wunsch mit den vorhandenen Mitteln gegenüberzutreten.

1.3.2 Kriterien für die Segmentierung von Märkten

Um Märkte zu segmentieren, müssen diese entlang gewählter Segmentierungsdimensionen aufgeteilt werden. Dabei sind die Segmentierungsvariablen grundsätzlich frei wählbar. Die Anwendung führt aber nicht bei allen Segmentierungskriterien zu brauchbaren Ergebnissen. Die Marktforschung muss schließlich mit Hilfe empirischer Untersuchungen ermitteln, ob und in welchem Ausmaß die gefundenen Segmente die oben genannten Anforderungen an Erfolg versprechende Marktsegmente erfüllen und wie diese eventuell umzugestalten sind, um ein höheres Erfolgspotential zu bieten.

Häufig verwendete Kriterien sind z. B.:

- **Geografie:** Kontinent, Staat, PLZ-Gebiet, Stadt, Bezirk
- **Demografie:** Alter, Nationalität, Familienstand, Kaufkraft, Ausbildung

- **Psychografie**: Lebensstil, Persönlichkeit, soziale Schicht, Werte
- **Verhalten**: Nutzungshäufigkeit des Produkts, Einstellung zur Marke

Die Abbildung 14 zeigt eine von vielen Möglichkeiten der zweidimensionalen Segmentierung von Gesundheitsleistungen. Das Segment 1 als Kombination des Elements „telecare" aus der Dimension „Versorgungsform" mit dem Element „Prävention" aus der Dimension „Versorgungsstufe" könnte zum Beispiel die Durchführung von Online-Schulungen zur Selbstuntersuchung der weiblichen Brust beinhalten. Weitere Beispiele für mögliche Inhalte derartig definierter Segmente zeigt die Tabelle 2.

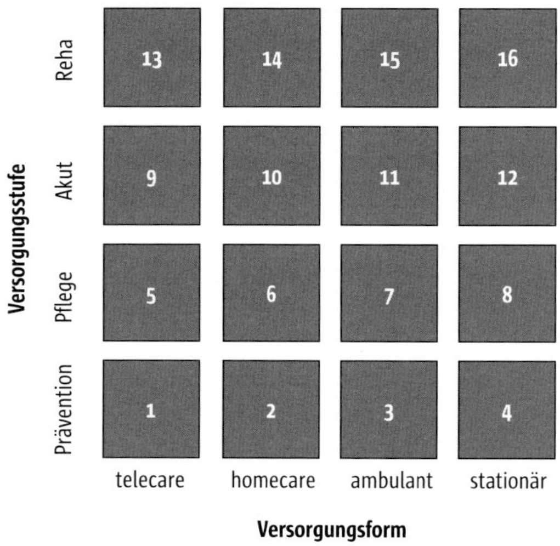

Abb. 14 Zweidimensionale Segmentierung des Gesundheitsmarkts nach Versorgungsform und Versorgungsstufe[21]

Die Abbildung 15 demonstriert eine Unterscheidung von Krankenhauspatienten über „Krankheitsart", die hier durch die medizinischen Fachgebiete abgebildet ist, und die „Vergütungsart". Auf diese Weise wird ersichtlich, dass eine andere Wahl von Segmentierungskriterien zu anderen Ansichten führt und diese wiederum zu anderen Ideen und Aktivitäten führen. Zu beachten ist, dass mit dem ersten Modell eine Segmentierung von Leistungsangeboten (Produkten), mit dem zweiten jedoch eine Segmentierung auf Basis von Kundeneigenschaften vorgenommen wurde.

21 Bei den zwischen den grauen Segmenten wechselhaft erscheinenden grauen Flecken handelt es sich nicht um Nischensegmente, sondern um optische Täuschungen (s. a. Kap. III.1.2).

Tab. 2 Leistungsangebote innerhalb von Marktsegmenten im Gesundheitswesen

Segment	Mögliche Leistungsangebote
1	Telefonische Betreuung bei der Durchführung von Fitness-Programmen. Individuelle Programmierung des häuslichen Laufbands durch den Sportarzt nach Übermittlung der individuellen Herz-Kreislauf-Daten über das Internet.
2	Durchführung von Präventionsmaßnahmen im häuslichen Umfeld, z. B. verhaltenstherapeutische Gespräche zur Raucherentwöhnung oder zur Ernährungsumstellung im Kreis der Familie.
3	Fitnesscenter, das während der Nutzung des Laufbands Hinweise zum gesunden Laufstil und zu gesunder Ernährung gibt. Vorträge über die Essig-Diät*, die von der Krankenkasse im Drei-Sterne-Hotel für ihre Versicherten organisiert werden.
8	Stationäre Pflegeeinrichtungen
9	Tele-Monitoring der Herzaktivität im häuslichen oder beruflichen Umfeld mit der Möglichkeit, im Bedarfsfall therapeutische Maßnahmen einzuleiten; z. B. Aktivierung einer Medikamentenpumpe am Patienten.
10	Akutmedizinische Behandlung im häuslichen Umfeld findet heute z. B. in Form des Hausbesuchs statt. Mit der Entwicklung neuer technischer Methoden, sind durchaus auch interventionelle Maßnahmen und kleine Eingriffe in häuslicher Umgebung denkbar.
11	Das klassische Segement der ambulanten medizinischen Versorgung. Der Patient erhält vom Leistungserbringer am Ort seiner Tätigkeit (z. B. Praxis) eine Behandlung und verlässt ihn wieder.
12	Das klassische Segment der stationären Krankenhausversorgung, in dem akutmedizinische Versorgung über mehrere Tage unter Einsatz von Betten geleistet wird.
14	Persönliche Unterstützung von Rehabilitanden, die ein betreutes Reha-Programm im häuslichen Umfeld absolvieren.

* Im Zentrum der Essig-Diät steht die Frage „Essig oder ess ich nicht?“

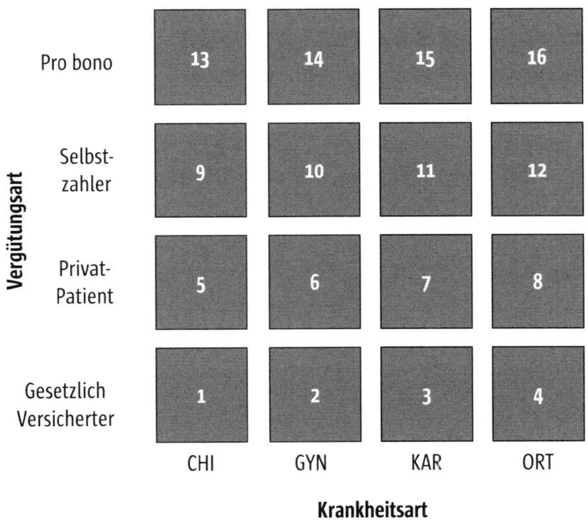

Abb. 15 Zweidimensionale Segmentierung von potentiellen Krankenhauspatienten

Die Betrachtung von Kundensegmenten ist – wenn möglich – zu bevorzugen, da auf diese Weise Marktpotential entdeckt werden kann, dass bei der Wahl von Produkten als Segmentierungsobjekt unerkannt bliebe. Nach der Entdeckung eines Kundensegments kann ggf. ein geeignetes Leistungsangebot hergestellt werden. Die Herstellung eines passenden Kundenbedürfnisses zu einem identifizierten Produktsegment dürfte weitaus schwieriger sein.

1.3.3 Funktionen der Marktsegmentierung

Die Segmentierung von Kundenbedürfnissen und Produkten in Verbindung mit den Ergebnissen der Marktforschung erfüllt verschiedene sinnvolle Funktionen, die nachfolgend zusammenfassend dargestellt werden:

- Der Markt wird in Teile zerlegt, die es möglich machen, den relevanten Teilmarkt zu identifizieren, den das Unternehmen bedienen möchte.
- Die systematische Gliederung in Teilmärkte erleichtert das Auffinden von Kundengruppen, deren spezifische Bedürfnisse von noch keinem Anbieter adressiert werden (Marktlücke, Marktnische).
- Die feingliedrigere Segmentierung führt dazu, dass die individuellen Bedürfnisse von Kunden insgesamt in höherem Umfang befriedigt werden, da das Produktangebot entsprechend differenzierter wird.
- Substitutionseffekte[22] zwischen Marktsegmenten, die das Unternehmen bedient, können erkannt und vermieden werden.
- Neue Produkte können den Kunden des Ziel-Segments angeboten und mit gezielten Marketingmaßnahmen versehen werden (Positionierung).
- Es kann ein Vergleich der eigenen Positionierung zur Positionierung der Konkurrenzprodukte vorgenommen werden.
- Analysen und Prognosen können spezifischer für ein Segment vorgenommen werden, als für eine gröbere Einheit.
- Alle genannten Funktionen sollen die Effektivität und Effizienz und auf diese Weise die Erfolgswahrscheinlichkeit von Unternehmen erhöhen.

1.3.4 Strategische Geschäftsfelder

Einzelne oder auch mehrere Marktsegmente in Kombination werden zu *strategischen Geschäftsfeldern* zusammengefasst, die dadurch charakterisiert sind, dass sie eine eigenständige Marktaufgabe wahrnehmen und als Objekt von strategischen Überlegungen und Planungen gelten. Aus der Definition der strategischen Geschäftsfelder lassen sich schließlich auch die Konkurrenzunternehmen identifizieren. Es handelt sich dabei um Unternehmen, deren Produkte auf die Befriedigung von Kundenbedürfnissen im gleichen Geschäfts-

22 Ein Unternehmen, das sowohl Butter als auch Margarine anbietet, könnte durch die Erhöhung des Absatzes von Margarine den Absatz von Butter gefährden.

feld abzielen. Auf diese Weise hängt von der gedanklichen Einteilung der Geschäftsfelder auch die Tatsache ab, ob ein anderes Produktangebot als Konkurrenz angesehen wird oder nicht.

Die strategischen Geschäftsfelder als Ausschnitte der Umwelt werden innerhalb des Unternehmens oftmals durch *strategische Geschäftseinheiten*[23] abgebildet, die die im Geschäftsfeld enthaltenen Marktsegmente gesamthaft bearbeiten und als Einheiten für die Unternehmensstrukturierung und finanzielle Erfolgsbetrachtung dienen. Der Umwelt, die als eine Kombination von strategischen Geschäftsfeldern betrachtet werden kann, steht das Unternehmen als eine Kombination von strategischen Geschäftseinheiten gegenüber. Ebenso wie die Definition von Geschäftsfeldern bestimmten Anforderungen genügen muss, müssen strategische Geschäftseinheiten innerhalb der Organisation ähnliche Kriterien erfüllen. Sie sollten deutlich voneinander abgrenzbar und weitgehend frei von Überschneidungen und Interdepenzen sein. Die Ergebnisverantwortung und die strategische Ausrichtung der Geschäftseinheit liegen in einer Hand und sind unabhängig von anderen Geschäftsfeldern, so dass ein flexibles Agieren und Reagieren im Markt ermöglicht wird. Die organisatorischen Strukturen und Ressourcen sind weitgehend unabhängig voneinander.

Auf der Grundlage der zweidimensionalen Segmentierung von Kunden[24] des Krankenhauses in Abbildung 15 werden in Abbildung 16 mögliche Geschäftsfelder gebildet. Das strategische Geschäftsfeld A entspricht dem Bedarf, der von einem typischen Krankenhaus abgedeckt wird. Sowohl gesetzlich Versicherte als auch Privatpatienten mit chirurgischen, gynäkologischen oder kardiologischen Erkrankungen werden in einem Geschäftsfeld zusammengefasst. Die Verflechtungen der Leistungsbereiche, die diese Patientengruppen im Krankenhaus behandeln, sind sehr hoch (Privatpatienten z. B. werden auf ein und der gleichen Station mit gesetzlich Versicherten vom gleichen ärztlichen und pflegerischen Personal versorgt). Die Marketingmaßnahmen des Krankenhauses richten sich in der Regel ebenfalls auf beide Patientengruppen. Die Anforderungen an eigenständige Geschäftseinheiten werden nur vom Krankenhaus insgesamt erfüllt. Das Krankenhausunternehmen würde demnach auch nur über ein strategisches Geschäftsfeld verfügen.

Würde man sich jedoch entschließen, auf dem Gelände des Krankenhauses eine eigene Behandlungseinheit für Privatpatienten in einem separaten Bau zu errichten und mit Personal zu betreiben, das ausschließlich in der Privateinheit tätig ist, so wäre es denkbar, die Felder 5, 6 und 7 in Abbildung 16 zu einer eigenen strategischen Geschäftseinheit zusammenzufassen, die mit

23 Strategic Business Unit (SBU).

24 Ebenso wie der Begriff „Produkt" in seiner umfassenden Bedeutung für „Leistungen aller Art, die Bedürfnisse erfüllen" verwendet wird, steht der Begriff „Kunde" für „Anspruchsgruppen aller Art, die Bedürfnisse haben". Kunden, Anspruchsgruppen, Nachfrager werden vom Autor synonym verwendet. Dass die unterschiedlichen Kundengruppen sich untereinander aber auch zwischen den Branchen unterscheiden, wird hier nicht zum Anlass genommen, eine eigene Terminologie zu erstellen.

einem eigenständigen Marketingprogramm und eigenständigen Strategien – unabhängig vom „eigentlichen" Krankenhaus – am Markt agiert. Mit dieser Um-Positionierung wäre zugleich auch eine Veränderung im Bereich der relevanten Konkurrenten verbunden. Krankenhäuser der typischen Art, die Privatpatienten nur „auch" behandeln, verschwinden aus der Konkurrenzbetrachtung; schon existierende Krankenhäuser, die sich ausschließlich auf die Versorgung von Selbstzahlern beschränken, treten in den Kreis der Konkurrenten ein. Mit der Neuausrichtung tritt die Unternehmenseinheit in eine andere Umwelt ein, die korrekt wahrgenommen und verstanden werden muss, um in ihr überlebensfähig zu sein.

Die in Abbildung 16 mit B bezeichnete strategische Geschäftseinheit entspricht einer orthopädischen Fachklinik, die sich auf einen fachlichen Ausschnitt der stationären medizinischen Versorgung konzentriert, dafür aber Patienten aller Vergütungssysteme behandelt.

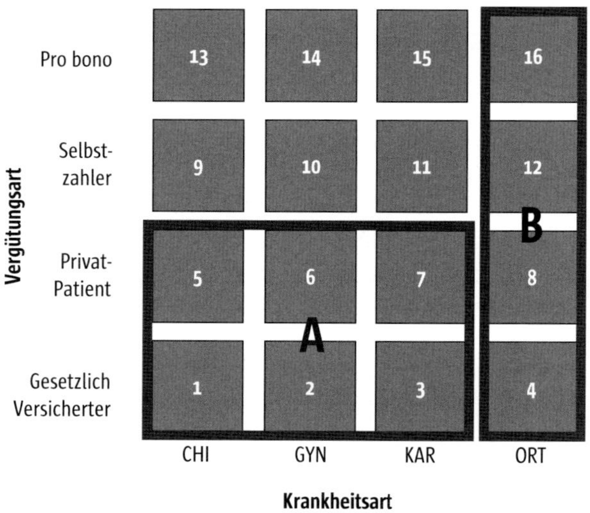

Abb. 16 Bildung von strategischen Geschäftsfeldern auf Basis von Marktsegmenten für den Krankenhausbereich

Da mit der Auftrennung des Unternehmens in strategische Geschäftseinheiten eine auf diese bezogene Erfolgsmessung verbunden ist, besteht die Gefahr, dass es aufgrund von nicht vermeidbaren Überschneidungen der Aktivitäten auf dem Faktor- und Absatzmarkt oder im Leistungsbereich zu rivalisierenden Effekten kommt, die – als Folge einer Optimierung der einzelnen Geschäftseinheit zu Lasten anderer Geschäftseinheiten – den Erfolg des Gesamtunternehmens gefährden können. Da mit der Abgrenzung von Geschäftseinheiten egoistische Tendenzen von Teilen des Unternehmens gefördert werden, müssen schon beim strukturellen Design die möglichen negativen Nebeneffekte sorgfältig den zu erwartenden Vorteilen gegenübergestellt und gegebenenfalls durch begleitende Maßnahmen kontrolliert oder durch Re-Design korrigiert werden.

1.3.5 Position als Voraussetzung für zielgerichtete Bewegung

Erst jetzt sind die Orientierungspunkte im Raum bekannt, so dass eine Orientierung in der Zeit Sinn macht. Wie entwickeln sich die Zielgruppen? Welche Kräfte wirken zukünftig auf das Geschäftsfeld? Welche Anpassungs- und Innovationsvorhaben sind in Angriff zu nehmen? Alle auf die Zukunft gerichteten Überlegungen erfordern ein klares Verständnis für den aktuellen Aufenthaltsort.

„Wer den Hafen nicht kennt, für den ist kein Wind der richtige." Dieser Ausspruch erfreut sich im Kontext von Strategie großer Beliebtheit. Er sollte jedoch ergänzt werden durch die nicht weniger bedeutende Feststellung: „Wer seinen Standort nicht kennt, für den gibt es auch keinen Weg zum Ziel." Und Lewis Caroll würde ergänzen:

„Den, der nicht weiß, wohin er will, führt jeder Weg dorthin."

2 Geschäftsfeldanalyse

Die Strukturierung des Unternehmensumfelds in Segmente und Geschäftsfelder und die daraus abgeleitete Strukturierung des Unternehmens beantwortet die Frage „In welcher Umwelt befindet sich das Unternehmen?“ Diese räumliche Betrachtung muss nun noch ergänzt werden durch die Frage, wie das Überleben in der zeitlichen Dimension sichergestellt werden kann. Welche Veränderungskräfte wirken in der Umwelt und erfordern entsprechende Anpassungen des Unternehmens? Alternativ könnte aber für das Unternehmen auch eine Handlungsoption darin bestehen, anstatt sich zu verändern sich zu bewegen. Es wäre denkbar, dass eine andere Umwelt, ein anderer Markt, ein anderes Segment bessere Lebensbedingungen bietet. Ein Umzug könnte unter diesen Umständen sinnvoll sein. Und für neue Unternehmen, die ihr Betätigungsfeld noch festlegen können, stellt sich die gleiche Frage: „In welchem Geschäftsfeld sollten wir tätig werden, um gesunde Lebensbedingungen vorzufinden, die mit einer hohen Überlebenswahrscheinlichkeit einhergehen?“

Die gleiche Frage wurde von Michael Eugene Porter[25] 1980 in seinem Werk „Competitive Strategy: Techniques for analyzing industries and competitors“ (Porter 1980) mit etwas anderen Worten formuliert: „Welche Branche verspricht für ein Unternehmen die höchsten Gewinne? Und wie kann man die Profitabilität einer Branche bestimmen?“

Sein Ansatz für die Bewertung der Branchenattraktivität hinsichtlich der Gewinnpotentiale erlangte weltweit Berühmtheit und ist bekannt unter der Kurzbezeichnung „Porter's Five Forces“ (Porters Fünf-Kräfte). Porter analysier-

25 Michael Eugene Porter (geb. 1947) ist Professor für Wirtschaftswissenschaft an der Harvard Business School und Leiter des Institute for Strategy and Competitiveness. Er gehört zu den einflussreichsten Managementdenkern und hat insbesondere die Strategielehre durch verschiedene Modelle (z. B. value chain, generic strategies, five forces) bereichert.

te das wettbewerbliche Umfeld, auch nahes Umfeld oder Aufgabenumfeld genannt, mit Hilfe von fünf Einflusskräften (s. Abb. 17).

Der Grundgedanke von Porters Theorie besteht in der Annahme, dass die innerhalb einer Branche insgesamt zu erzielenden Gewinne sich auf die Marktteilnehmer entsprechend ihrer Machtverhältnisse verteilen. Die Kräfteverhältnisse innerhalb dieses Wettbewerbsumfelds sind somit bestimmend für die Profitabilität, die die Unternehmen als Anbieter auf diesem Markt erreichen können. Es ist zu betonen, dass dieser Ansatz nicht auf die Bewertung der Gewinnchancen eines einzelnen Unternehmens, sondern immer auf die Einschätzung der Attraktivität einer Branche bzw. eines Marktes für alle Unternehmen abzielt.

Auch wenn die ausschließliche Betrachtung der Umwelt als Erfolgsfaktor eine einseitige und stark vereinfachte Sicht auf die wirklichen Verhältnisse darstellt, so ist die Systematik für strategische Überlegungen sehr dienlich. Wir wollen daher die Kraftfelder im Einzelnen näher untersuchen.

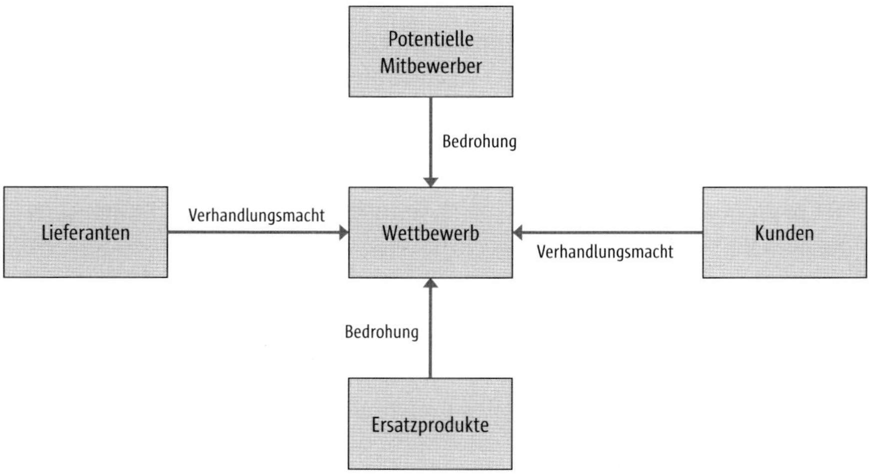

Abb. 17 Analyse des Wettbewerbsumfelds n. Porter

2.1 Kraftfeld: Kunden

Die Kunden, die in dem zu betrachtenden Marktausschnitt als Abnehmer der Produkte agieren, haben naturgemäß einen hohen Einfluss auf den Absatz, die Qualität und die Preisgestaltung der Unternehmen. Verschiedene Faktoren auf Seiten der Kunden, die insbesondere die Preissensitivität und die relative Marktmacht betreffen, sind dabei zu berücksichtigen. Betrachten wir zunächst einige Einflussgrößen aus dem Bereich der Preissensitivität:

- Die Preissensitivität der Kunden ist besonders hoch, wenn die Ausgaben für das Produkt einen großen Anteil der Gesamtausgaben auf der Kundenseite darstellen. Aus diesem Grunde ist ein Privathaushalt eher darauf bedacht eine Wohnung mit günstiger Miete zu finden als preisgünstiges Waschpulver ausfindig zu machen. Hersteller von Dosengetränken sind besonders anfällig für das Preisniveau von Blechdosen, da diese in ihrem Herstellungsprozess einen wesentlichen Anteil der Kosten ausmachen.

- Je undifferenzierter das Produkt ist, desto leichter werden Kunden auf der Basis von Preisunterschieden den Anbieter auswählen. Wenn z. B. die Leistungen von Krankenhäusern auf Seiten der Kunden für inhaltlich und qualitativ gleichwertig angesehen werden, gibt es keinen Grund, nicht die Leistung eines preiswerten Krankenhauses in Anspruch zu nehmen.
- Je höher der Wettbewerb ist, dem der Kunde selbst als Anbieter in seinem Marktumfeld ausgesetzt ist, desto höher wird der Druck auf die Branche sein, in der er seine Ressourcen einkauft. Im Gesundheitswesen ist z. B. die hohe Preissensitivität der Krankenkassen durch diesen Umstand zu erklären.
- Je größer die Bedeutung eines Produkts oder einer Ressource für die Qualität der eigenen Leistung ist, desto weniger empfindlich ist das Kundenunternehmen gegenüber der Preiskomponente des Produkts. Aus diesem Grunde wird ein Computerhersteller bei der Wahl des Hauptprozessors oder ein Krankenhaus bei der Wahl seines medizinischen Personals den Preis nicht als vorrangiges Entscheidungskriterium ansetzen.

Die Marktmacht der Kunden besteht im Wesentlichen darin, sich gegen den Kauf von Produkten eines Anbieters zu entscheiden. Die Wirkung einer derartigen Androhung hängt u. a. von der Glaubwürdigkeit ab, mit der sie ausgesprochen wird. An einem Beispiel aus der Spieltheorie soll die Wirksamkeit „glaubwürdiger Drohungen" durch Selbstbindung veranschaulicht werden:

Das Prinzip der glaubwürdigen Selbstbindung – Das Chicken Game

Bei dem Spiel handelt es sich um eine Mutprobe. Die Regeln sind einfach: Jeder Spieler sitzt in einem Auto. Die Spieler fahren sodann mit hoher Geschwindigkeit frontal aufeinander zu. Derjenige, der dem entgegenkommenden Fahrzeug ausweicht, hat das Spiel verloren.

Es gibt in diesem Spiel eine Handlung, die unter normalen Verhältnissen zum Sieg führt. Man reißt sein Lenkrad von der Lenksäule und wirft es, für den anderen deutlich sichtbar, aus dem Fenster. Mit hoher Wahrscheinlich wird der Gegenspieler ausweichen, denn er erkennt, dass sein Gegenüber nicht mehr ausweichen *kann*, selbst wenn er wollte.

Das gleiche Prinzip wurde in kriegerischen Auseinandersetzungen angewendet: Das für den Feind und für die angreifenden Soldaten sichtbare Sprengen der Brücken, nachdem die Angreifer das feindliche Territorium erreicht hatten, hatte eine ähnliche Wirkung. Nicht nur, dass die angreifenden Soldaten aufgrund der fehlenden Rückzugsmöglichkeit alle Kräfte mobilisiert haben, um den Feind zu schlagen. Der Feind, der das Sprengen der Brücken beobachten konnte, konnte nun sicher sein, dass für den Angreifer der Rückzug als Handlungsoption nicht mehr zur Verfügung stand, und der Feind würde daher die Kapitulation mit deutlich höherer Wahrscheinlichkeit ins Auge fassen.

Folgende Faktoren sind im Zusammenhang mit der Marktmacht von Kunden von Bedeutung:

- Die Anzahl und Größe von Kunden im Verhältnis zu den Anbietern. Wenige große Kunden, die mit einer Transaktion große Produktmengen abnehmen, können gegenüber Anbietern leichter Preisnachlässe durchsetzen und auf diese Weise die für das Unternehmen verbleibenden Gewinnanteile mindern. Durch Konzentration von Einkaufsmacht auf Kundenseite werden die Gewinne über abgesenkte Preise zur Kundenseite hin verschoben.
- Die dem Kunden zur Verfügung stehenden Informationen über die Anbieter, die Produktangebote und Preise haben entscheidenden Einfluss auf die Marktmacht der Käufer. Die Möglichkeit, im Internet über Preissuchmaschinen eine Vielzahl von Anbietern vergleichen zu können, stärkt die Kundenseite und mindert die Gewinnpotentiale aller betroffenen Branchen. Ein Ausweg aus dieser Situation könnte für Anbieter darin bestehen, ihre Produkte inhaltlich wenig vergleichbar zu machen. Nicht ohne Grund werden die Tarifpakete der Mobilfunkanbieter so unterschiedlich geschnürt. Als Kunde ist der Vergleich von Preis zu Leistung zwischen den Anbietern auf diese Weise erheblich erschwert. Die Information ist zwar vorhanden, aber nicht direkt verwertbar.
- Eine weitere Option für den Kunden besteht darin, das benötigte Produkt – anstelle es einzukaufen – selbst herzustellen. Sofern das In-Sourcing durch den Kunden auf Seiten des Anbieters als eine ernstzunehmende Reaktion erwartet werden kann, wird der Anbieter den Forderungen des Kunden so weit als möglich entgegenkommen müssen.

Die Ergebnisse der PIMS-Studien (s. Kap. I.6) bestätigen die oben genannten Zusammenhänge in der Form, dass die Gewinne einer Branche abhängig sind von dem durchschnittlichen Umfang der Einkäufe einzelner Kunden und dem Anteil, den die Ausgaben an den Gesamtausgaben des Kunden ausmachen.

2.2 Kraftfeld: Lieferanten

Da die Logik der Machtverteilung und Abhängigkeiten zwischen Lieferanten und Unternehmen derjenigen zwischen Unternehmen und Kunden entspricht – wenn auch mit umgekehrtem Vorzeichen, kann auf eine gesonderte Darstellung verzichtet werden. Zu beachten ist jedoch, dass gerade Krankenhäuser, deren wesentliche Ressource das Personal darstellt, die Interpretation des Felds „Lieferanten“ auf den Arbeitsmarkt ausdehnen müssen. Zwar werden die benötigten Mitarbeiter nicht als „Produkte“ anderer Unternehmen auf dem Faktormarkt angeboten, aber die Gesetzmäßigkeiten gelten in gleicher Weise.

2.3 Kraftfeld: Potentielle Mitbewerber

„Ein schöner Urlaubsstrand ist nur so lange von Wert, so lange nicht alle von ihm wissen." Das gleiche gilt für profitable Märkte. Branchen, die für anbietende Unternehmen ein hohes Gewinnpotential aufweisen, ziehen automatisch andere Unternehmen an. Ist der Strand leicht erreichbar und ohne Eintrittsgeld zugänglich, wird es nicht lange dauern, bis vom Strand aufgrund der vielen Besucher nicht mehr viel zu sehen ist. Die Unternehmen, die in vergleichbaren Branchen aktiv sind, sehen weniger vom Strand, sprich: weniger vom Gewinn.

Die Gewinn mindernde Wirkung eines leichten Marktzugangs tritt allerdings schon ein, bevor neue Unternehmen als Konkurrenten überhaupt hinzutreten. Es wirkt schon die Möglichkeit des Eintretens neuer Anbieter; und zwar in der Form, dass die Realisierung höherer Gewinnmargen durch bestehende Unternehmen die Anziehungskraft auf potentielle Anbieter erhöhen würde. Da dies nicht im Interesse der aktuellen Anbieter sein kann, wirkt allein schon die Bedrohung durch mögliche Markteintritte dämpfend auf die Branchenprofitabilität. Nur wenn der Strand durch Felsen und mühsame Anfahrtswege vor dem Zustrom neuer Urlauber geschützt ist, bleibt die Idylle erhalten. Was sind die *Zugangsbarrieren*, die einen Markt im Interesse der anbietenden Unternehmen schützen?

- Solange der Markteintritt mit einem hohen *Kapitalbedarf* für Investitionen verbunden ist, werden nur sehr kapitalstarke Unternehmen das Betreten des Markts in Erwägung ziehen können. Zugleich ist das Risiko, das eingesetzte Kapital nicht „re-finanzieren" zu können, dadurch besonders hoch, da sich beim eventuell erforderlichen Marktaustritt die Investitionsgüter in der Regel nicht ohne große Verluste verkaufen lassen.

Satelliten-Telefonie verglüht kurz nach Eintritt in die Markt-Atmosphäre

1985 wurde bei Motorola die Idee geboren, Mobilfunktelefonie über Satelliten vermitteln zu lassen. 1991 wurde das Unternehmen Iridium Inc. gegründet, das das System für 5 Mrd. Dollar aufbaute und im Jahre 1998 in Betrieb nahm. Schon zwei Jahre später musste Iridium Inc. Konkurs anmelden. Die Satelliten sollten zum Verglühen in die Erdatmosphäre gelenkt werden. Zwar wurde das System 2001 von einer neu gegründeten Firma übernommen. Der Versuch des Eintritts in den (vorher nicht existierenden) Markt der Satellitentelefonie dürfte Motorola jedoch erhebliche Verluste beschert haben.

- Branchen, in denen die Gewinne auf Basis von *Skalenerträgen* erzielt werden, sind für Neueinsteiger sehr riskant. Zum einen sind sie von Anbeginn auf hohe Absatzzahlen angewiesen, und zum anderen setzen Skalenerträge viel Erfahrung voraus, die neue Unternehmen sich erst aneignen müssen.

- Märkte, deren Kunden ein hohes Maß an *Markentreue* aufweisen, zwingen Neueinsteiger zu erheblichen Ausgaben für Marketing und Werbung, um Kunden zum Markenwechsel zu bewegen. Die Markentreue bei Mayonnaise oder Zigaretten liegt zwischen 60 % und 70 %. In diesen Märkten eine Marke zu etablieren, die signifikante Absatzmengen erreicht, dürfte um ein vielfaches schwerer sein, als im Markt für Batterien Fuß zu fassen, der nur 30 % markentreue Kunden aufweist (Grant 1999, S. 60).
- Begrenzte *Distributionskapazitäten* sind ein weiteres Hindernis, das potentielle Anbieter vom Markteintritt abhalten könnte. Konsumgüter z. B., die über Supermarktketten vertrieben werden, benötigen Regalfläche, die begrenzt ist. Die neuen Produkte in den Regalen der Wiederverkäufer zu platzieren, ist in der Regel mit hohen Kosten und damit mit hohem Erfolgsrisiko verbunden.
- Zu den wirksamsten Zugangshindernissen zählen die *Beschränkungen von staatlicher Seite,* die den Märkten auferlegt werden. So ist z. B. der Zugang für Krankenhäuser zum Markt der stationären Behandlung von gesetzlich Versicherten – diese bilden immerhin 90 % der Nachfrage – durch die Krankenhausplanung reglementiert. Ohne die Aufnahme in den Krankenhausplan oder eine Zulassung nach § 109 SGB V, ist die Behandlung von gesetzlich Versicherten, bis auf Ausnahmen, praktisch nicht möglich.

2.4 Kraftfeld: Ersatzprodukte

Das Vorhandensein von Produkten, die einen ähnlichen Nutzen haben, jedoch traditionell einem anderen Markt zugeordnet werden, ist eine potentielle Bedrohung für die betrachtete Branche. Die Frage, welche Produkte anderer Branchen als Ersatzprodukte gelten können, ist nicht trivial und von daher auch nicht immer leicht zu beantworten. Das Angebot der Billigflieger kann als Substitut für Bahnreisen gelten, wie auch die ambulante Leistenbruch-Operation durch niedergelassene Ärzte in einem OP-Zentrum als Ersatzprodukt für stationäre Leistenbruch-Behandlung angesehen werden muss.

Ob und wann ein Kunde auf das Ersatzprodukt umsteigt, hängt von den begleitenden Umständen ab. Am Beispiel der ambulanten Operation lässt sich dies leicht darstellen: Sobald die Patienten für die stationäre Behandlung eines Leistenbruchs eine Zuzahlung in Höhe von 100 Euro zahlen müssten, dürfte ein Großteil von Patienten, die bisher eine stationäre Behandlung bevorzugt hätten, das Ersatzprodukt ernsthaft in Erwägung ziehen. Auch die Prävention von Krankheiten kann als Ersatzprodukt für die Behandlung von Erkrankungen angesehen werden, denn wenn die Rahmenbedingungen so gestaltet würden, dass der Versicherte einen größeren Anreiz verspürt, von präventiven Angeboten Gebrauch zu machen, werden die Anbieter von Krankheitsbehandlungen Auswirkungen auf ihre finanziellen Erfolgsgrößen verspüren.

2.5 Kraftfeld: Wettbewerb

Neben den Kräfteverhältnissen zwischen Lieferanten, Unternehmen und Kunden beeinflusst die Intensität des Wettbewerbs innerhalb einer Branche die Verteilung der Gewinne; auf dem Absatzmarkt zwischen Kunden und Unternehmen und auf dem Faktormarkt zwischen Lieferanten und Unternehmen.

- Eine *Vielzahl gleich großer Anbieter* mit undifferenzierbaren Produkten stärkt die Position der Kunden und schwächt die Profitabilität der Branche. Die Branche der Brötchenbäcker leidet darunter, dass eine Vielzahl Anbieter mit einem wenig differenzierten Produkt auf dem Markt aktiv sind. Umgekehrt können Anbieter mit einer Monopolstellung die im Markt erzielbaren Gewinne in hohem Maße zu sich „herüberziehen".
- Ein nur langsam wachsender oder sogar *schrumpfender Markt* schwächt die Position der Anbieter. Die Anstrengungen von Krankenhäusern, in einem schrumpfenden Markt am Leben zu bleiben, verlagern mögliche Gewinne in Richtung der Kunden. Krankenhäuser mit nicht ausgelasteten Kapazitäten sind geneigt, „Sonderangebote" zu platzieren oder höhere Kosten für die Akquisition von Patienten in Kauf zu nehmen.
- Wenn der Rückzug aus einem Markt zudem noch mit erheblichen Kosten (*Marktaustrittskosten*) verbunden ist, nehmen die Anstrengungen im Wettbewerb zu überleben nochmals zu und die Verlagerung von Gewinnen zur Kundenseite wird verstärkt.

Die Tabelle 3 gibt einige Beispiele für die Anwendung von Porters Analyse-Modell auf den Krankenhausmarkt.

Tab. 3 Beispiele für die Anwendung von Porters Fünf-Kräfte-Modell auf den Krankenhausmarkt

Kunden	Krankenkassen als direkter Hauptfinanzierer der Krankenhausleistung stehen unter existentiellem Kostendruck. Krankenhausausgaben stellen mit einem Drittel der Ausgaben einen der größten Ausgabenblöcke dar. Angesichts von Überkapazitäten steigt auch der Einfluss einweisender Ärzte. Neue Geschäftsmodelle, in denen Vertragsärzte über Konsiliar-Leistungen Gewinnanteile des Krankenhauses abschöpfen, sind ein Beispiel. Da Patienten zwar als Kunden Leistungen des Krankenhauses in Anspruch nehmen, dafür aber normalerweise nicht direkt bezahlen, könnten sie auch nur auf indirektem Wege Gewinne des Krankenhausgeschäfts zu sich hin verlagern, z. B. indem sie den Empfehlungen ihrer Krankenkasse folgen und gezielt Krankenhäuser aufsuchen, mit denen die Krankenkasse Rabattverträge abgeschlossen hat. Die Krankenkasse wiederum könnte dann einen Teil des Rabatts als Anreiz an ihre Versicherten ausschütten. Auf diese Weise würden die Krankenkasse und der Versicherte gemeinsam seine Macht dafür einsetzen, ihren finanziellen Benefit zu Lasten des Krankenhauses zu erhöhen.
Lieferanten	Der Arztmangel auf dem Arbeitsmarkt führt dazu, dass die Gewerkschaften erfolgreich eine höhere Vergütung durchsetzen können. Angesichts der Angebotsbreite im Zulieferermarkt für Sachgüter und dem geringeren Ausgabenanteil im Krankenhaus, ist die Macht dieser Lieferanten eher als gering einzuschätzen.

Potentielle Mitbewerber	Die aktuelle Form der Krankenhausplanung verhindert den Marktzutritt für potentielle Mitbewerber im GKV*-Markt. Die absehbare Liberalisierung der Krankenhausplanung in Verbindung mit gesetzlichen Möglichkeiten des selektiven Kontrahierens wird zu deutlichen Veränderungen in diesem Kraftsegment führen.
Ersatzprodukte	Stationäre Krankenhausleistungen sind aufgrund des technischen Fortschritts und eines hohen Kostendrucks auf Seiten der Krankenkassen vor allem bedroht durch die ambulante Versorgung der jeweils gleichen Erkrankung. Aber auch die konsequente Behandlung innerhalb von Disease Management-Programmen könnte Produkte des Krankenhauses, die auf die Behandlung von Spätfolgen gerichtet sind, substituieren.
Wettbewerb	Überkapazitäten im Krankenhausmarkt in Höhe von ca. 30 % sind ein wesentlicher Grund für das hohe Wettbewerbsausmaß. Die Tatsache, dass die Qualität der Produkte unterschiedlicher Krankenhäuser für die Kunden bislang nicht klar zu beurteilen ist, führt dazu, dass der Preiswettbewerb – z. B. im Rahmen von Verträgen zur Integrierten Versorgung – Gewinne in Richtung der Kunden verschiebt.

* GKV = Gesetzliche Krankenversicherung

2.6 Porter Pro und Contra

Lassen Sie uns die Betrachtung von Porters Fünf-Kräfte-Modell mit einigen kritischen Anmerkungen abschließen:

- Das Modell ist äußerst hilfreich, um sich einen systematischen Überblick über die wesentlichen Aspekte der in einem Markt wirksamen Kräfte zu verschaffen, um diese in eigene Überlegungen einzubeziehen. Das Verständnis für eine neue Branche kann entlang der Dimensionen des Modells relativ zügig erarbeitet werden.
- Das Modell arbeitet mit der Unterstellung, dass Profitmaximierung die jeder Unternehmung zu Grunde liegende Motivation darstellt. Obwohl eine derartige Motivationslage selbst für kommerzielle Unternehmen nicht gesundheitsfördernd ist, verfehlt dieser Ansatz seine Wirkung für gemeinnützige Unternehmen in besonderem Maße. Trotzdem können daraus auch für das Management von gemeinnützigen Organisationen Einsichten abgeleitet werden. Es bedarf lediglich einer kleinen, aber grundlegenden Korrektur: Gemeinnützige Unternehmen wollen Gewinne machen, um zu überleben. Profit-orientierte Unternehmen wollen überleben, um Gewinne zu machen. Die Hypothese, dass auch kommerzielle Unternehmungen mit der gleichen Zweckbestimmung wie gemeinnützige Organisationen am Markt agieren sollten, wurde schon an anderer Stelle (s. Kap. I.3) diskutiert.
- Indem die komplexen Markt-Verhältnisse mit Hilfe von Modellen vereinfacht dargestellt werden, sind wir in der Lage, Zusammenhänge zu erkennen und zu verarbeiten. Dabei ist jedoch zu beachten, dass eine zu weitgehende Vereinfachung negative Nebenwirkungen hervorbringen kann. Im Falle des Fünf-Kräfte-Modells von Porter ist besonders für

Organisationen, die in der Gesundheitsbranche tätig sind, die Reduktion der Marktteilnehmer auf Lieferanten, Unternehmen und Kunden mit Risiken verbunden. Die komplexen Beziehungsgeflechte, in die z. B. ein Krankenhaus, ein niedergelassener Arzt oder eine Krankenkasse eingebunden sind, kommen in einfachen Modellen nicht zum Ausdruck. Die mit den vielfältigen Beziehungsverhältnissen verbundenen Aufgabenstellungen können nicht dargestellt und nicht wahrgenommen werden. Die Welt zu sehen, wie sie ist, wird uns nie gelingen. Sie zu einfach zu sehen, birgt Risiken für das Überleben, da wesentliche Aspekte für Überlebensfähigkeit übersehen werden können. Auch hier bedarf es einer den jeweiligen Verhältnissen angemessenen Differenziertheit.

„Alles sollte so einfach wie möglich gemacht sein, aber nicht einfacher."
Albert Einstein

- Bei der Geschäftsfeldanalyse handelt es sich um eine Momentaufnahme. In Märkten, die einer hohen Veränderungsdynamik unterliegen, sind langfristige Planungen auf Basis der Analyseergebnisse riskant.
- Die Analyse einer Branche setzt voraus, dass Branchen einigermaßen klar definiert werden können. Unter den heutigen Verhältnissen wird es immer schwieriger, die Branchen deutlich abzugrenzen. Die Diversifikation von Unternehmen auf der Produktebene macht eine einfache Zuordnung schwierig. Sind Tankstellen der Treibstoffbranche zuzuordnen, auch wenn sie inzwischen höhere Umsätze mit Supermarkt-Artikeln machen?
- Die eindimensionale Betrachtung von Strategie als Konsequenz aus der Kraftfeld-Analyse eines bestehenden Marktausschnitts verdrängt die Möglichkeit, neue Märkte und Branchen zu schaffen. Das Arsenal an strategischen Aktivitäten, das dieses Modell hervorbringt, beschränkt sich auf die Suche nach profitablen Märkten oder Nischen und auf das Planen von Wegen, um diese Positionen zu erreichen. Die Möglichkeiten des Lernens, der Innovation und der Veränderung seiner relevanten Umwelt kommen zu kurz.
  „Im Großen und Ganzen kann man sagen, dass sich ein Großteil der Probleme aus der einseitigen Konzentration dieser Schule auf äußere Bedingungen wie Branche und Wettbewerb ergibt, weil damit die inneren Möglichkeiten des Unternehmens außer Acht gelassen werden." (Mintzberg 2007, S. 136)
- Das Modell legt vorrangig „Flucht-Strategien" nahe auf der Suche nach „dem Glück". Aus der Geschichts- und Kulturphilosophie ist jedoch bekannt, dass „paradiesische Lebensverhältnisse" kulturellen Fortschritt

eher behindern als befördern[26]. Entwicklung entsteht aus der Spannung zwischen Innen- und Umwelt.

- Henry Mintzberg formuliert seine Kritik folgendermaßen:
  „Manche Unternehmen bleiben zu Hause und ergehen sich in ‚Wettbewerbsanalysen', während andere hinausgehen und sich ihre eigenen Nischen schaffen (in denen sie keine Konkurrenten haben, die sie analysieren müssten!)." (Mintzberg 2007, S. 139)

2.7 Porter gefolgt von Rumelt

Das Porter'sche Modell der Analyse des Wettbewerbsumfelds beleuchtet intensiv die Bedeutung der Marktverhältnisse für eine erfolgreiche Unternehmenstätigkeit, ignoriert dabei aber vollständig die Rolle, die das Subjekt der Betrachtung spielt: das Unternehmen selbst. Aus diesem Grunde ist dieser vom Markt ausgehende Ansatz für die Entwicklung von Erfolgsstrategien in der Strategielehre auch als „market based view" bekannt geworden. Aus dieser Perspektive betrachtet, gründen sich erfolgreiche Strategien vor allem auf das Auffinden der richtigen Umwelt.

In den 1990ern schließlich wurde die Rolle von Umwelt und Wettbewerb zunehmend abgelöst durch die Betrachtung von Ressourcen und Fähigkeiten. Eingeleitet wurde diese Wende durch eine aufwendige Forschungsarbeit von Richard P. Rumelt mit dem bezeichnenden Titel „How much does industry matter?" (Rumelt 1991, S. 167). Rumelt untersuchte die Profitablität von Fertigungsunternehmen verschiedener Branchen und stellte fest, dass die Profitabilität von Unternehmen innerhalb einer Branche viel größere Unterschiede aufwies als die zwischen den Branchen. Sein Fazit: Die Unterschiede zwischen erfolgreichen und weniger erfolgreichen Firmen sind viel eher auf die Ressourcen und Fähigkeiten des einzelnen Unternehmens zurückzuführen als auf die Profitabilität und die Wettbewerbsverhältnisse der Branche. Damit war der „resource based view" der Strategielehre geboren. Im Kapitel IV.2.1 wird diese Perspektive näher betrachtet.

26 Arnold J. Toynbee (1889–1975) hat in seinem 12-bändigen Werk „Der Gang der Weltgeschichte" die Entstehung, den Aufstieg und den Verfall von Kulturen weltweit untersucht. Er beschrieb an zahlreichen Beispielen, wie sowohl zu harte als auch zu seichte Umweltbedingungen die Entwicklung von Kulturen behindert hätten. Toynbee zählt zu den bedeutendsten Geschichtsphilosophen des 20. Jahrhunderts und gilt als letzter großer Universalhistoriker.

3 Anspruchsgruppen

Das Konzept von Michael Porter über die Strukturen des Wettbewerbsumfelds, die in ihm wirksamen Kräfte und ihre Bedeutung für die strategische Positionierung soll nun einer Betrachtung weichen, die das Geschehen, das sich zwischen Unternehmen und Umwelt abspielt, weitaus differenzierter abbildet. Mit einer solchen Sichtweise sind Vor- und Nachteile verbunden: Eine differenziertere Betrachtung wirft mehr Licht auf den Gegenstand der Betrachtung; mehr Einzelheiten können erkannt und unterschieden werden. Diese vielen, zuvor nicht wahr genommenen Aspekte können jetzt in Überlegungen und Konzeptionen einbezogen werden. Andererseits zwingt Differenziertheit zugleich, die nunmehr wahrnehmbaren Details auf Wichtigkeit und Bedeutung hin zu bewerten und sie in einen Zusammenhang zu stellen, der es dem Betrachter ermöglichen soll, mehr Wahrheit in mehr Nutzen zu verwandeln. Mehr Detailtreue vermittelt einerseits mehr Einblick in die Wirklichkeit, erhöht aber andererseits das Potential für Verwirrung und Orientierungslosigkeit.

Wenn wir das Unternehmen als eine Zelle im Organismus der sie umgebenden Gesellschaft ansehen, so steht das Unternehmen mit seiner Umgebung in einem ständigen Energie-, Informations- und Stoffaustausch. Die Aufrechterhaltung dieses dynamischen Fließgleichgewichts zwischen Zelle und Organismus bedeutet Leben – für die Zelle genauso wie für das Unternehmen.

Eine für alle Planungsprozesse und gezielte Einflussnahme problematische Tatsache besteht darin, dass das Unternehmen durch seine Umwelt bestimmt und verändert wird, zugleich aber auch die Aktivitäten des Unternehmens die Umwelt umgestalten. Diese nicht-lineare Beziehung (s. Abb. 18) ist eine der wesentlichen Ursachen für die Unberechenbarkeit

von natürlichen und sozialen Lebensprozessen. An ihr scheitern alle langfristigen Voraussagen und Pläne. Zugleich aber bildet diese Form der zirkulären Kausalität die Quelle für die Emergenz höherer Systemeigenschaften, die die Kybernetik und Komplexitätswissenschaft erforschen.

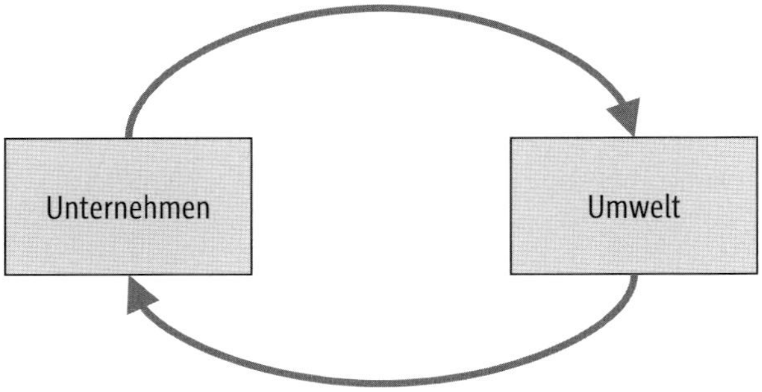

Abb. 18 Rekursive Wechselbeziehung zwischen Unternehmen und Umwelt

3.1 Was sind Anspruchsgruppen?

Bei näherer Betrachtung der Austauschprozesse und Wechselwirkungen eines Unternehmens mit seiner Umwelt können eine Vielzahl von Personen, Personengruppen, Organisationen und Institutionen identifiziert werden, die in irgendeiner Form von der *„Wert- oder Schadschöpfung der Unternehmen betroffen sind"* (Dubs und Euler 2004, S. 125). Diese Anspruchsgruppen werden von den Aktivitäten des Unternehmens in irgendeiner Weise beeinflusst und/oder sie üben einen Einfluss auf das Unternehmen aus. Die Stärke der Wechselwirkung und der gegenseitig wirksamen Einflusskräfte ist naturgemäß unterschiedlich hoch, so dass das Unternehmen die Relevanz jeder möglichen Anspruchsgruppe aus seiner Sicht bewerten muss. Die aus Sicht des Unternehmens relevanten Anspruchsgruppen bilden die Umwelt, innerhalb derer das Unternehmen agiert, indem es bemüht ist, einen möglichst weitgehenden Ausgleich von zum Teil widersprüchlichen Interessen herzustellen.

Die bewusste oder unbewusste Entscheidung darüber, welche Gruppen als relevant angesehen werden, entscheidet über das Verhalten des Unternehmens im Markt. Welche Folgen es haben kann, wenn relevante Anspruchsgruppen nicht als solche erkannt werden, musste zum Beispiel der Erdölkonzern SHELL im Zusammenhang mit GREENPEACE erfahren, als er seine Erdölplattform Brent Spar in der Nordsee versenken wollte.[27] Und auch Banken

27 Als Folge der massiven Protestaktionen von Greenpeace wurden u. a. in Deutschland mit Unterstützung von Politikern aller Parteien die Shell-Tankstellen boykottiert. Schließlich wurde unter dem großen Druck der Öffentlichkeit die Erdölplattform an Land geschleppt und dort entsorgt.

werden ihr Bild von Wettbewerbern in dem Maße überarbeiten müssen, in dem Peer-to-Peer-Netze im Internet als Kreditgeber in ihr Kerngeschäft eindringen. Die Internet-gestützte direkte Vermittlung von Krediten zwischen Privatpersonen stellt die Banken in Konkurrenz zu sozialen Netzen.[28]

Halten wir fest: Die relevante Umwelt, die durch die Identifikation von relevanten Anspruchsgruppen bestimmt wird, ist eine Konstruktion des Unternehmens, die angesichts der dynamischen Umwelt regelmäßig in Frage gestellt und überarbeitet werden muss. Es sind Um-Weltbilder, die der kontuierlichen Anpassung bedürfen.

Das in Abbildung 19 verwendete Modell bringt zum Ausdruck, dass es zu einem Unternehmen eine beliebig große Zahl an Anspruchsgruppen gibt, die nicht nur mit dem Unternehmen, sondern auch untereinander in Beziehung stehen und sich gegenseitig beeinflussen. Über den unterschiedlichen Abstand der Anspruchsgruppen zum Unternehmen kommt die Intensität der Abhängigkeit zum Ausdruck. Die leeren Zellen sollen veranschaulichen, dass es sich hier nur um eine Auswahl von Anspruchsgruppen handelt.

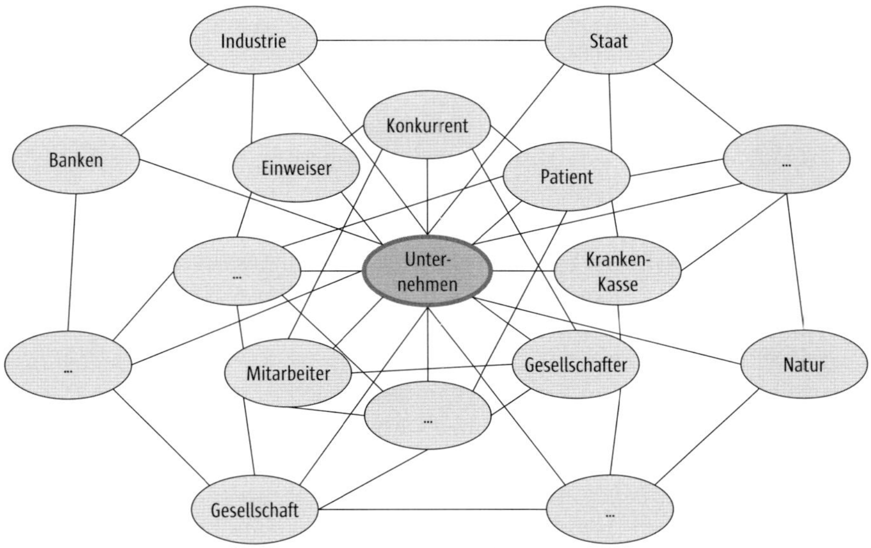

Abb. 19 Das Unternehmen als Zelle im Organismus der Gesellschaft

Da die ausgewogene Befriedigung der Bedürfnisse aller Anspruchsgruppen entsprechend ihrer Bedeutung und Beziehung die Voraussetzung für das dauerhafte Überleben und damit für den Erfolg eines Unternehmens darstellt, müssen die Anspruchsgruppen erkannt und verstanden werden. Der Wertbeitrag des Unternehmens für all diese Anspruchsgruppen definiert den

28 Siehe z. B. p2p-kredite.com, kiva.org, prosper.com und lendingclub.com und „Wirtschaft 2.0", Harvard Business Manager, Februar 2008, S. 8.

eigentlichen Unternehmenszweck, auch wenn er – auf diese Weise betrachtet – kaum mehr mit Worten konkretisierbar ist. Das Motto „Der Kunde ist König" wird abgelöst von dem Slogan „Die Komplexität ist Kaiser". Komplexen Beziehungsgeflechten mit ihren unterschiedlichen Bedürfnissen und oftmals widersprüchlichen Interessenslagen kann nicht mit einfachen Rezepten begegnet werden, ebenso wenig wie Jonglieren mit fünf Bällen durch das Lesen einer Anleitung zu erlernen ist.

3.2 Stakeholder-Value versus Shareholder-Value

Im angel-sächsischen Sprachraum hat sich für diese Form der Betrachtung von Unternehmen der Begriff des *Stakeholder-Value*-Modells durchgesetzt. „Stakeholder" kann in diesem Kontext verstanden werden als jemand, der in irgendeiner Form an den Aktivitäten des Unternehmens beteiligt oder von ihnen betroffen ist. Eine andere Interpretation sieht im Stakeholder eine Gruppe, die eine Leistung für das Unternehmen erbringt mit dem Risiko (stake), dass die dafür erhaltene Gegenleistung nicht seinen Erwartungen entspricht. Dem Konzept liegt – wie oben schon erwähnt – der Gedanke zu Grunde, dass der Wertbeitrag für alle Stakeholder insgesamt maximiert werden soll. Die Fokussierung auf einen einzelnen Stakeholder und seine Interessen führt zu Ungleichgewichten, die langfristig nicht lebensfähig sind.

Die aus dem Modell von Porter abgeleitete Bedeutung einer auf den Absatzmarkt bezogenen Positionierung des Unternehmens in profitablen Marktsegmenten wird im Stakeholder-Value-Modell abgelöst durch die Notwendigkeit, sich *gegenüber allen Anspruchsgruppen* und den mit ihnen verbundenen Märkten (z. B. Arbeitsmarkt, Kapitalmarkt, Rohstoffmarkt) zu positionieren, so dass ein Gleichgewichtsoptimum zwischen den Interessen aller Anspruchsgruppen hergestellt wird.

1986 wurde von Alfred Rappaport in seinem Buch „Creating Shareholder Value: A Guide for Managers and Investors" der *Shareholder-Value*-Ansatz als Leitschnur für das Management von Unternehmen propagiert. Die Maximierung des Unternehmenswertes im Interesse der Anteilseigner – so Rappaport – sei das einzig messbare Erfolgskriterium und sinnvolle Ziel unternehmerischen Handelns. Der Zusammenhang mit dem in der westlichen Hemisphäre weit verbreiteten materialistisch-mechanistischen Weltbild ist nicht zu übersehen. Der jedem Individuum vertraute Konflikt zwischen materiellen Interessen und ethisch-moralischen Werten, den er Tag für Tag von neuem zu lösen hat, wird durch das Shareholder-Modell für das Unternehmen auf pragmatische Weise gelöst: Die nicht-finanzielle Wert-Schöpfung wird entweder für nicht messbar und damit für irrelevant erklärt, oder in ihrer Bedeutung der materiellen Wertschöpfung als Mittel zum Zweck untergeordnet.

> *Nicht alles, was man zählen kann, zählt.*
> *Nicht alles was zählt, kann man zählen.*
>
> *Albert Einstein*

Diese eindimensionale Zwecksetzung des Shareholder-Value-Ansatzes birgt jedoch, wenn er konsequent umgesetzt würde, die besondere Gefahr, dass die Interessen aller übrigen Anspruchsgruppen nur aus einem einzigen Grunde erfüllt werden: um das finanzielle Interesse der Anteilseigner nach Vermehrung ihres Kapitals zu befriedigen. Kommen die Interessen anderer Anspruchsgruppen dabei zu kurz – so die Theorie –, würden diese sich anderen Unternehmen zuwenden. Der Ausgleich von berechtigten Ansprüchen würde auf diese Weise so weit als möglich über komplexe Marktmechanismen vollzogen. Zu beachten ist jedoch, dass nicht alle Anspruchsgruppen in der Lage sind, in adäquater Form auf die Verletzung Ihrer Interessen zu reagieren.

Die Ausbeutung der Natur oder die Verschmutzung der Umwelt durch ein Unternehmen im Interesse der Wertsteigerung für Anteilseigner trifft eine Anspruchsgruppe, die zwar mit negativen Reaktionen antwortet, deren Auswirkungen aber nicht das Unternehmen direkt, sondern andere Anspruchgruppen – die Bevölkerung zum Beispiel – treffen. Bis auf politischem Wege Gesetze erlassen werden, die Unternehmen zwingen, die Interessen der natürlichen Umwelt und ihrer Bewohner angemessen zu beachten, könnten Folgen eingetreten sein, die irreversibel sind. Die Volkswirtschaft kennt für dieses Phänomen den Begriff „*externe Effekte*". Diese „externen Effekte" wirken in der Form, dass an der Marktbeziehung nicht direkt beteiligte Gruppen durch die unternehmerische Tätigkeit negativ oder auch positiv beeinflusst werden. „Externe Effekte" sind aber nur denkbar, wenn eine klare Grenze zwischen „intern" und „extern" gezogen werden kann. Eine konsequente Umsetzung des Stakeholder-Value-Konzepts lässt eine derartige Grenzziehung nicht zu, so dass alle Effekte als „interne" Effekte betrachtet und beachtet werden sollten.

In manchen Fällen können Anspruchsgruppen nicht adäquat reagieren, weil sie noch nicht existieren. Negativauswirkungen können nicht nur räumlich, sondern auch zeitlich betrachtet werden: Die nächsten Generationen sind auch eine Anspruchsgruppe, deren Interessen gewahrt werden möchten, selbst wenn sie heute noch nicht präsent sind.

Wie an diesen Beispielen zu erkennen ist, kann weder das Individuum noch das Unternehmen auf eine *ethische Grundlage* für sein Tun verzichten. Jede Maßnahme, die mit dem Ziel eingeleitet wird, die Interessen einer Anspruchsgruppe zu Lasten einer anderen zu fördern, wird – bewusst oder unbewusst – an bestehenden Werten und ethischen Grundsätzen gemessen und auf ihre Umsetzungswürdigkeit geprüft.

Provokante Fragen zum Shareholder-Value-Ansatz

Warum werden alle Aktivitäten des Unternehmens auf ihren Beitrag zum finanziellen Unternehmenswert hin überprüft? Warum nicht auf ihren Beitrag zum sozialen Wert für die Gesellschaft?

Tragen die Anteilseigner, die ihr Kapital in das Unternehmen investiert haben, ein höheres Risiko als die Mitarbeiter, die wesentliche Teile ihres Lebens in das Unternehmen investieren?

Warum erscheint es selbstverständlich, dass die Eigentümer eines Unternehmens über die höchste Entscheidungsbefugnis verfügen und über die Geschicke des Unternehmens bestimmen? Ist der Besitz eines Unternehmens vergleichbar mit dem Besitz einer Uhr?

Warum sollte der menschliche Körper es zum Ziel erklären, alles Nötige zu tun, um das Wachstum der Leber zu maximieren?

3.3 Widersprüchliche Interessen

Das komplexe Problem, die miteinander in Konflikt stehenden Interessen von unterschiedlichsten Anspruchsgruppen des Unternehmens zu befriedigen, stellt sich in gleicher Form auch der Einzelperson, da diese immer Mitglied in verschiedenen Anspruchsgruppen ist. Als Mitarbeiter in einem Unternehmen, der Gehalt bezieht und über Aktienanteile des Unternehmens verfügt, treffen das persönliche Interesse an einem sicheren Arbeitsplatz mit menschenwürdigen Arbeitsverhältnissen auf das ebenfalls persönliche Interesse, ein möglichst hohes Gehalt zu beziehen und den Aktienwert des Unternehmens zu steigern, aufeinander. Um sein Interesse hoher Unternehmensgewinne zu befriedigen, müsste er konsequenterweise seinen eigenen Arbeitsplatz wegrationalisieren. Der Mitarbeiter eines Krankenhauses ist zugleich auch potentieller Patient, der die Sicherheit haben möchte, im Falle des Falles ein leistungsfähiges Krankenhaus vorzufinden.

3.4 Wer sind relevante Anspruchsgruppen

Wer sich systematisch mit den Bedürfnissen seiner Anspruchsgruppen beschäftigen möchte mit dem Ziel, diese möglichst weitgehend und dauerhaft zu befriedigen und ausgewogen zu bedienen, steht vor der Aufgabe,

- die Anspruchsgruppen zu identifizieren,
- die Anspruchsgruppen ihrer Bedeutung entsprechend zu priorisieren,
- die Bedürfnisse der relevanten Anspruchsgruppen zu kennen und zu verstehen,
- die zukünftigen Veränderungen von Bedeutung und Bedürfnissen der einzelnen Anspruchsgruppen zu erkennen.

Tabelle 4 zeigt eine zunächst wahllose Zusammenstellung von mehr oder weniger bedeutsamen Anspruchsgruppen eines Krankenhausunternehmens, die als Ausgangspunkt für die nachfolgenden Schritte dienen soll. Die Vielfalt und große Anzahl von Gruppen macht deutlich, dass eine Reduktion der Komplexität durch Konzentration auf die relevanten Anspruchsgruppen dringend von Nöten ist.

Tab. 4 Anspruchsgruppen von Krankenhausunternehmen

Mitarbeiter	Andere Krankenhäuser	Medizinische Versorgungszentren
Management	Rettungstransporter	Aufsichtsrat
Patienten	Ärztekammer	Zertifizierungsunternehmen
Einweisende Ärzte	Kassenärztliche Vereinigung	Selbsthilfegruppen
Krankenkassen	Softwarelieferanten	Presse und andere Medien
Planungsbehörde	Ambulante Pflegedienste	Reha-Einrichtungen
Aufsichtsbehörde	Krankenpflegeschule	Öffentlichkeit
Kreditgeber	Gewerkschaften	Angehörige von Patienten
Gesellschafter	Medizintechnische Industrie	Politiker
Arzneimittellieferanten	Pflegeheime	Bestattungsunternehmen
Dienstleister	...	...

3.5 Welche Bedeutung hat jede Gruppe

Anspruchsgruppen von Unternehmen haben auf der einen Seite Bedürfnisse, die es zu befriedigen gilt, stellen aber auf der anderen Seite dem Unternehmen Ressourcen zur Verfügung, die das Unternehmen benötigt, um Werte zu schaffen. Insofern könnte man sie auch als „Gruppen mit Ansprüchen und Beiträgen" bezeichnen. Naturgemäß sind der Einfluss, den die verschiedenen Anspruchsgruppen auf das Unternehmen haben und der Einfluss, den das Unternehmen auf die Anspruchsgruppen ausübt, sehr unterschiedlich verteilt. Die Art und das Ausmaß der Einflussnahme werden durch die bestehenden Machtverhältnisse gesteuert.

Der amerikanische Soziologe Amitai Etzioni hat drei mögliche Gründe benannt, die die potentiellen Anspruchsgruppen dazu bewegen, eine Bindung zum Unternehmen einzugehen (Etzioni 1964):

- Zwang
- Nutzen
- Normen

Die Einbindung durch *Zwang* motiviert dadurch, dass Strafe oder Gewalt drohen, sofern das erforderliche „Engagement" nicht stattfindet. Jeder von uns ist durch diese Form der Beziehung mit dem Finanzamt verbunden, das uns als Anspruchsgruppe durch Androhung von Strafe dazu motiviert, Steuern zu zahlen.

Die Einbindung durch Austausch von gegenseitigem *Nutzen* liegt dem Marktgeschehen zu Grunde, in dem zum Beispiel der Mitarbeiter seine Arbeitskraft dem Unternehmen gegen Bezahlung zur Verfügung stellt.

Die ideale und belastbarste Bindungskraft zwischen einer Anspruchsgruppe und dem Unternehmen basiert laut Etzioni auf einer Bindung durch eine gemeinsam geteilte Wertestruktur, durch *kollektive ethische Normen*. Erst wo diese Bindungskraft versagt, werden Nutzenerwägungen der Beteiligten und im Extremfall Zwangsandrohung als Motivationskraft wirksam.

Zwangs-Ehe, Vernunft-Ehe und Eheschließung aus Liebe können als Beispiele dienen, um Etzionis Bindungsmotive im Kontext der Beziehung zwischen Mann und Frau zu veranschaulichen. Das Eingehen einer Zwangs-Ehe erfolgt ausschließlich, um den mit einer Widersetzung verbundenen Sanktionen zu entgehen. Die Vernunft-Ehe wird geschlossen, da die vernünftige Kosten-Nutzen-Kalkulation einen positiven Saldo materieller oder auch seelischer Art ausweist. Die Ehe aus Liebe jedoch wird eingegangen und gelebt mit der Ausrichtung auf ein höheres Gut. Die daraus erwachsenden Kräfte sind stärker als egoistische Interessen und nähren den Dienst am anderen. Schließlich führen auch die derart motivierten Aktivitäten zu einer positiven Kosten-Nutzen-Bilanz für beide Ehepartner; diese ist dann allerdings ein willkommenes Ergebnis, nicht aber der übergeordnete Zweck.

Der persische Mystiker Rumi[29] drückte diesen Zusammenhang folgendermaßen aus:

> *„Der Intellekt ist gut als Stock für den Blinden in der Finsternis. Der Sehende aber braucht eine Lampe – und das ist die Liebe –, in der der Intellekt wie ein Falter verbrennt.“ (Schimmel 1990, S. 177)*

Obwohl zwischen islamischer Mystik und westlicher Managementlehre ein geringer Verwandtschaftsgrad besteht, haben die Worte von Peter Drucker auffällige Ähnlichkeit mit Rumis Einsichten:

> *„Der Gewinn ist nicht die Erklärung, die Ursache oder der Beweggrund der Vorgehensweise von Unternehmen und deren wirtschaftlichen Entscheidungen, sondern dient lediglich dazu, die Richtigkeit dieser Entscheidungen einzuschätzen.“*
> *(Drucker 2001, S. 37)*

Verstehen wir den Begriff „Liebe“ in dem Rumi-Zitat als das „Hingezogensein zu einem außerhalb des Individuums gelegenen Zweck“, so kommt die gemeinsame Grundidee deutlich zum Vorschein.

29 Dschalal ad-Din Muhammad Rumi (1207–1273) zählt zu den bekanntesten Mystikern des Islam.

Um die Relevanz der einzelnen Anspruchsgruppen diskutieren und ermitteln zu können, bietet sich die Verwendung einer Anspruchsgruppen-Matrix an, mit deren Hilfe die Gruppen nach ihrem Einfluss, den sie auf das Unternehmen haben, und dem Einfluss, den das Unternehmen auf sie ausübt, dargestellt werden (s. Abb. 20). Die Einordnung von Anspruchsgruppen in diese Matrix ist von entscheidender Bedeutung, da sich die auf die Anspruchsgruppen ausgerichteten Bemühungen des Unternehmens aus der Position der jeweiligen Gruppe in der Matrix ableiten. Da objektive Messmethoden für die Beurteilung der Relevanz von Anspruchsgruppen nicht existieren, muss das Ergebnis der Bewertung durch einen gemeinsamen Beratungs- und Abstimmungsprozess im Unternehmen herbeigeführt werden, in den die unterschiedlichen Meinungen, Einschätzungen und Aspekte aller Beteiligten einfließen. Dass andere Unternehmen der gleichen Branche zu abweichenden Positionierungen der Anspruchsgruppen gelangen können, ist daher nicht verwunderlich. Im Wettbewerb, nicht nur um direkte Kunden, sondern um alle relevanten Anspruchsgruppen im Unternehmensumfeld wird sich schließlich zeigen, ob die vorgenommene Priorisierung und Positionierung der Anspruchsgruppen erfolgreich ist. Die Fähigkeit, Anspruchsgruppen zu identifizieren und angemessen zu priorisieren, ist erfolgskritisch und sollte daher bewusst eingesetzt und fortgebildet werden. Die Veränderungsdynamik der Unternehmensumwelt macht es zudem erforderlich, dass – ähnlich der Marktsegmentierung – die Ergebnisse der Anspruchsgruppen-Analyse kontinuierlich kritisch hinterfragt, an veränderte Verhältnisse angepasst und möglichst auf zukünftig absehbare Trends ausgerichtet werden.

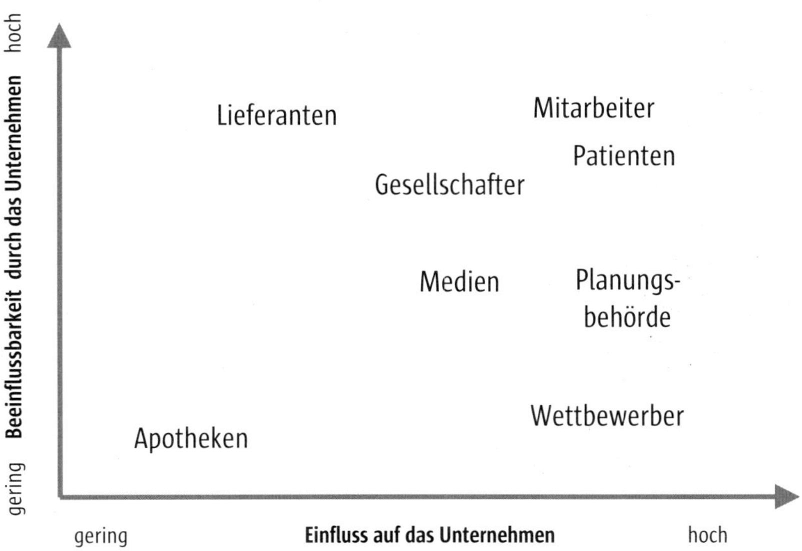

Abb. 20 Anspruchsgruppen-Matrix

Kunden des Krankenhauses – Mitarbeiter und Patienten

Patienten kaufen dem Krankenhaus eine Leistung ab, die es ihnen möglich macht, besser und gesünder zu leben – die Behandlung.

Mitarbeiter kaufen dem Krankenhaus eine Leistung ab, die es Ihnen möglich macht, besser und gesünder zu leben – das Gehalt und eine sinnstiftende Betätigung.

Patienten bezahlen die Leistung des Krankenhauses mit Geld.

Mitarbeiter bezahlen die Leistung des Krankenhauses mit persönlichem Arbeitseinsatz.
Erlaubt die Unterschiedlichkeit der Zahlungsmittel eine grundsätzliche Unterscheidung in Kunde und Nicht-Kunde?

3.6 Bedürfnisse der Anspruchsgruppen heute und morgen

„Gut gemeint ist nicht immer gut gemacht." Die Bedürfnisse seiner Kunden zu kennen und zu verstehen gehört zu den schwierigsten und zugleich wichtigsten Erkenntnissen, die ein Unternehmen benötigt, um bestehen zu können. Schon die Bedürfnisse einer einzelnen Person in Erfahrung zu bringen, ist ein schwieriges Unterfangen. Selbst wenn es sich um die eigene Person handelt, können derartige Fragen zu schwierigen und teilweise verworrenen Überlegungen führen. Vielleicht werden diese Fragen aus genau diesem Grunde auch nicht gerne gestellt.

Unternehmen jedoch tun gut daran, die richtigen Fragen zu stellen. Theoretische Betrachtungen und Vermutungen über vermeintliche Bedürfnisse bilden den ersten Schritt, dem jedoch ein Lernprozess folgen muss, der die Wirkungen der unternehmerischen Aktivitäten bei den verschiedenen Anspruchsgruppen kritisch bewertet und wiederum in neue Erkenntnisse überführt. Auf diese Weise wird im Unternehmen ein zunehmend differenziertes Wissen über die Umwelt gebildet mit der Konsequenz, dass ein höherer Grad an Zufriedenheit der Anspruchsgruppen zu einem höheren Maß an Unterstützung für das Unternehmen führt.

Nachfolgend sollen einige ausgewählte Anspruchsgruppen des Krankenhauses und ihre Bedürfnisse an einzelnen Beispielen näher betrachtet werden. Die jeweils im Anschluss gestellten Fragen, sollen Anregungen geben, sich mit möglichen Veränderungen der Bedürfnisse und der Bedeutung der Anspruchsgruppe auseinanderzusetzen. Es kann sich dabei nur um beispielhafte Betrachtungen handeln ohne Anspruch auf auch nur annähernde Vollständigkeit.

Sollten Ihre Erfahrungen als Leser der Einschätzung des Autors widersprechen, so dürfte die hohe Komplexität und Vielfältigkeit der Perspektiven der Grund dafür sein. Eine spontan einheitliche Beurteilung durch beliebige Beobachter kann bei komplexen Themen kaum erwartet werden.

3.6.1 Mitarbeiter

Die Erwartungen der Mitarbeiter an das Unternehmen, in dem sie tätig sind, wurden in zahlreichen Studien und Untersuchungen herausgearbeitet. Unternehmen, die Mitarbeiterumfragen durchführen, kommen zu ganz ähnlichen Ergebnissen. Obwohl die berufliche Tätigkeit dem Erwerb eines Gehaltes dient, führt die Befriedigung dieses finanziellen Bedürfnisses nicht direkt zur Zufriedenheit des Mitarbeiters.

Diese Tatsache wird von Frederick Herzberg[30] mit seiner Zwei-Faktoren-Theorie der Motivation erklärt. Motivation wird im Wesentlichen durch Motivatoren und Hygienefaktoren hergestellt. Hygienefaktoren sind dadurch charakterisiert, dass ihre Abwesenheit zu Unzufriedenheit führt; sind die Hygienefaktoren jedoch vorhanden, so führt dies noch nicht zu Zufriedenheit und Motivation. Mit anderen Worten: „Unzufriedenmacher“ zu beseitigen, führt nicht automatisch zu wirksamer Motivation von Mitarbeitern. Motivation erfordert die Anwesenheit von „Zufriedenheitsmachern“, von so genannten Motivatoren.

Zu den Hygienefaktoren zählt Herzberg u. a. Bezahlung, Arbeitsplatzsicherheit, Status und das Verhältnis zu Vorgesetzten und Mitarbeitern. Sind diese Faktoren zu schwach ausgeprägt, kommt es beim Mitarbeiter zu Unzufriedenheit und Motivationsproblemen. Die Herstellung der „Hygiene“ ist nur Voraussetzung dafür, dass andere Faktoren die Zufriedenheit aktiv fördern. Zu den Motivatoren gehören den Studien von Herzberg zu folge Faktoren wie Anerkennung, Verantwortung, die Tätigkeit an sich und die persönliche Entwicklung im Rahmen der ausgeübten Tätigkeit.

Auch wenn das Herzberg'sche Konzept nur eines unter unzähligen Motivations-Modellen darstellt, so bietet es einen einfachen Einstieg in das Verständnis für Mitarbeiterinteressen. Die hohe Bedeutung nicht-materieller Faktoren für die Zufriedenheit und Leistungsfähigkeit von Mitarbeitern sollte Anlass sein, vermehrt über Maßnahmen nachzudenken, um diese Faktoren zu stärken. Ein positiver wirtschaftlicher Nebenaspekt: Die benötigten Ressourcen sind ebenfalls nicht-materieller Natur und belasten nicht das finanzielle Ergebnis des Unternehmens.

Ein Blick in die Glaskugel könnte zu erkennen geben, dass das menschliche Potential von Unternehmen zukünftig in weitaus höherem Maße gehoben wird, indem nicht Menschen in das Unternehmen „eingebaut“, sondern Unternehmen um den Menschen herum „gestaltet“ werden.

- Wie werden sich Wertvorstellungen in der Gesellschaft verändern und wie werden sich diese auf die Mitarbeiterinteressen auswirken?
- Wie werden sich Lebensstile verändern und mit welchen Angeboten müssen Unternehmen darauf reagieren?
- Wie ändern sich die Bedürfnisse von Mitarbeitern in einer alternden Gesellschaft und welche Auswirkungen hat dies auf die Gestaltung von Arbeitsplatz und Tätigkeitsmustern?

30 Frederick Irving Herzberg (1923–2000) war klinischer Psychologe und Arbeitswissenschaftler, zuletzt Professor am College of Business der University of Utah.

- Wie entwickelt sich der Arbeitsmarkt in den einzelnen Berufsgruppen? Welche Konsequenzen zieht das Unternehmen daraus, und wann?
- Welchen Einfluss hat die stetig zunehmende informations-technische Vernetzung? Welche Möglichkeiten und Erwartungen ergeben sich auf Seiten von Mitarbeitern?

3.6.2 Patienten

Wie wir schon festgestellt haben, wünschen sich Patienten vom Krankenhaus nicht Diagnostik, Therapie und Versorgung, sondern sie erwarten eine Lösung für ihre gesundheitlichen Probleme. Aufgrund der solidarisch ausgestalteten Finanzierungsregelungen in unserem Gesundheitssystem, besteht beim Patienten die Erwartung, dass alles Erforderliche, ja sogar alles Mögliche – unabhängig von den damit verbundenen Kosten – getan wird, um sein Problem zu lösen. Eine Abwägung zwischen dem Nutzen des Machbaren und den Kosten der dafür benötigten Ressourcen findet durch den Patienten in der Regel nicht statt.

Die Entscheidung für die Wahl eines Krankenhauses stützte sich bisher im Wesentlichen auf die Empfehlung der betreuenden niedergelassenen Ärzte. Schon heute zeichnet sich aber ab, dass der informierte und aufgeklärte Patient weitere Kriterien und Informationsquellen zur Hand hat, um die Auswahlentscheidung zu treffen.

- Werden Veränderungen im Finanzierungssystem zu einer anderen Anspruchshaltung bei Krankenhauspatienten führen?
- Wird die Bedeutung, die die Gesellschaft der körperlichen und seelischen Gesundheit beimisst, zukünftig steigen und damit die Bereitschaft von Patienten zunehmen, sich an der Finanzierung von Gesundheitsleistungen in höherem Maße zu beteiligen? In welchem Ausmaß? Mit welchen Konsequenzen für das Krankenhaus, wenn es diese Entwicklung für relevant hält?
- Wie verändert sich der Prozess der Auswahlentscheidung des Patienten für ein Krankenhaus? Werden die finanziellen Rahmenbedingungen die Wahlfreiheit einschränken? Wird die höhere Transparenz über die Qualität der Krankenhausleistung die Entscheidung des Patienten beeinflussen? In welcher Form? Wird die Transparenz so hoch sein, dass Spezialisten für die datengestützte Bewertung von Krankenhausqualität den Patienten und seinen Hausarzt im Entscheidungsprozess unterstützen müssen?
- Welchen Stellenwert wird Prävention aus Sicht des Patienten einnehmen? Welche Folgen hätte die konsequente Inanspruchnahme von Präventionsprogrammen für Krankenhäuser?
- Welche Auswirkung hat die Globalisierung auf das Verhalten von Patienten hinsichtlich der Inanspruchnahme von Krankenhausleistungen?

3.6.3 Einweisende Ärzte

Niedergelassene Ärzte spielen bisher für die Entscheidung, in welches Krankenhaus ein Patient geht, eine große, wenn nicht sogar *die* größte Rolle. Der Einfluss des einweisenden Arztes auf das Unternehmen Krankenhaus ist unter diesen Umständen als hoch anzusehen. Andererseits ist es für den niedergelassenen Arzt und sein „Kundenverhältnis" zum Patienten von ebenso großer Bedeutung, im Bedarfsfall ein Krankenhaus empfehlen zu können, das seinen Patienten in absehbarer Frist mit hoher Qualität und zu seiner vollen Zufriedenheit versorgen kann.

Der gegenseitige fachliche Austausch und die umfassende Information im Zusammenhang mit der Behandlung des Patienten ist für den Arzt die Grundlage einer effektiven Betreuung nach dem Krankenhausaufenthalt.

- Wird sich die Rolle des einweisenden Arztes bei der Krankenhauswahl zukünftig verändern? In welcher Form? Und wie schnell? Welche anderen am Behandlungsprozess direkt oder indirekt Beteiligten werden den Auswahlprozess stärker als bisher prägen? Wird es niedergelassene Fachärzte außerhalb von Krankenhäusern noch geben?
- Wie verändern sich die Bedürfnisse auf Seiten des niedergelassenen Arztes, z. B. im Bereich der Informationstechnologie? Wann wird die Fähigkeit eines Krankenhauses, Dokumentations- und Interaktionsprozesse vollständig computergestützt mit dem Arzt zu vollziehen, vom niedergelassenen Arzt eingefordert?
- Wie werden sich niedergelassene Ärzte organisieren? Und welchen Einfluss werden Ärzteverbünde auf die Steuerung von Patientenströmen haben?

3.6.4 Krankenkassen

Im heutigen System der Finanzierung von Gesundheitsleistungen stehen die Krankenkassen im Mittelpunkt der ökonomischen Wechselbeziehung zum Krankenhaus. Finanziell belastet durch die problematische Einnahmenseite und zugleich konfrontiert mit einem steigenden Bedarf an Gesundheitsleistungen in der Gesellschaft, stehen die Krankenkassen vor allem unter dem Druck, mit begrenzten Ressourcen eine primär durch andere Beteiligte generierte Nachfrage zu finanzieren.

- Wird der finanzielle Druck im System zunehmen? Und in welcher Form werden Krankenkassen diesen an Krankenhäuser weitergeben müssen?
- Werden die Krankenkassen die Entscheidung darüber, welches Krankenhaus der Patient aufsucht, stärker mitbestimmen? Welche Kriterien wird die Krankenkasse für die Auswahl heranziehen?
- Wie kann das Krankenhaus den Krankenkassen gegenüber agieren, um der Anspruchsgruppe Krankenkasse in ihrer Funktion als Manager von Gesundheitsleistungen einen Benefit zukommen zu lassen?

- Wie werden sich Krankenkassen zukünftig formieren (müssen)? Welche Konfigurationen sind denkbar? Und wie könnten angemessene Reaktionen auf Seiten des Krankenhauses aussehen?
- Wird es für Krankenkassen die Möglichkeit geben, trotz der kurzfristigen Finanzierungsprobleme Projekte ins Leben zu rufen, die unter Inkaufnahme höherer aktueller Ausgaben eine langfristige Steigerung von Qualität und Kosteneffizienz zum Ziel haben? Welche Konsequenzen hätte diese Entwicklung für Krankenhäuser?

3.6.5 Stakeholder-Relationship-Management

Die Identifikation von Anspruchsgruppen, die Analyse ihrer Bedürfnisse und Beiträge samt einer Einschätzung zu erwartender Veränderungen soll dem Unternehmen heute Orientierung bieten und zugleich die Richtung aufzeigen, in die sich das Unternehmen zukünftig entwickeln soll. Es ist das andauernde Management von Beziehungen zu den Anspruchsgruppen, die entsprechend der sich verändernden Verhältnisse das Überleben sichert.

Im Gegensatz zu herkömmlichen Marketing-Konzepten, in deren Mittelpunkt die Bemühungen stehen, *den* Kunden zu einem Kauf zu bewegen – auch bekannt unter dem Begriff „Transaction-Marketing“ – stellt das Relationship-Marketing-Modell die *Beziehung* zum Kunden ins Zentrum der Betrachtung. Die etablierten Konzepte des Customer-Relationship-Management, Investor-Relationship-Management u. a. m. würden nach dem oben Gesagten unter dem Begriff des Stakeholder-Relationship-Management zusammenzufassen sein. Auf diese Weise wird verhindert, dass die Sicht nur auf diejenigen Anspruchsgruppen beschränkt wird, die mit einem Relationship-Begriff versehen wurden.

Die Verlagerung der Perspektive von Produkten, die verkauft werden wollen, hin zu Beziehungen, die aufgebaut und gepflegt werden müssen, hat zur Folge, dass die Bedeutung von nicht-materiellen Austauschbeziehungen in den Vordergrund rücken. Die Aspekte, die bei zwischenmenschlichen Beziehungen Gewicht haben – Vertrauen, Zuverlässigkeit, Verständnis für die Nöte des anderen – finden damit auch Eingang in die Gestaltung der Wechselbeziehung zwischen Unternehmen und Anspruchsgruppen mit dem Ziel, eine langfristige Bindung zwischen beiden herzustellen.

4 Ferne Unternehmens-Umwelt und STEP-Konzept

Die ferne Unternehmensumwelt – auch globale oder allgemeine Umwelt des Unternehmens genannt – gehört zu den klassischen Objekten der strategischen Analyse. Die von ihr ausgehenden Einflusskräfte wirken sowohl direkt auf das Unternehmen als auch indirekt, indem sie über die Einwirkung auf die Anspruchsgruppen des Unternehmens das nahe Umfeld beeinflussen. Da die globalen Faktoren Ausdruck der Veränderung innerhalb größerer gesellschaftlicher Einheiten sind, sind die Veränderungszyklen im Allgemeinen langfristiger, sowohl in ihrem Entstehen als auch in ihren Auswirkungen.

Zur Verdeutlichung der Beziehung zwischen nahem und fernem Umfeld soll ein Beispiel der Natur dienen: Das Wetter, das auf unsere Aktivitäten direkt Einfluss nimmt, ist durch kurzfristige Veränderungszyklen gekennzeichnet. Es kann von heute auf morgen regnen, aber ebenso schnell kann der Regen auch wieder aufhören und durch strahlenden Sonnenschein abgelöst werden. Ein weiterer wichtiger Aspekt: Es regnet meistens nicht in allen Regionen eines Landes. Man könnte dem Regen – sofern man dem Wetterbericht Glauben schenkt – entkommen, indem man den Ort seiner Aktivitäten in eine andere Region verlegt. Die Branchenanalyse von Porter (s. Kap. III.2) entspricht in diesem Beispiel der Wettervorhersage, die ein Unternehmen dazu veranlassen könnte, „regnerische" Marktplätze zu verlassen und sonnige Gegenden aufzusuchen.

Das Erdklima als globaler Faktor der natürlichen Umwelt allerdings verändert sich nur in langen Zyklen. Wenn die Veränderungen aber spürbar werden, muss damit gerechnet werden, dass die Wirkungen über lange Zeiträume anhalten. Sich dieser Auswirkungen zu entziehen, indem man seinen Standort wechselt, ist keine Erfolg versprechende Option. Alle Bewohner und Anspruchsgruppen sind unweigerlich betroffen.

Klima und Gesundheitswirtschaft

Das Institut für Weltwirtschaft in Kiel kam in einer Studie zu dem Schluss, dass die Folgen des Klimawandels in Deutschland im Zeitraum zwischen 2007 und 2100 zu einem Verlust des Bruttosozialprodukts in Höhe von 10 Milliarden Euro führen werden. Die deutlich höhere Anzahl von Hitzetagen im Jahr würde die Leistungsfähigkeit von Arbeitnehmern um 12 % mindern. Aber auch die Gesundheit würde durch die Klimaerwärmung beeinflusst. Die Zahl der Hitzetoten würde um ca. 10.000 pro Jahr ansteigen. Die Ausgaben für hitzebedingte Krankenhausbehandlungen würden ein Volumen von 300–700 Millionen Euro betragen (Institut für Weltwirtschaft 2007).

Die Unterscheidung in ferne und nahe Veränderungskräfte ist demzufolge eine Unterscheidung zwischen der Betrachtung von Systemen unterschiedlicher Integrationsstufen. Vor 100 Jahren mag die Nation mit ihrer Gesellschaft als das relevante Bezugssystem gegolten haben, von dem die fernen Umwelteinflüsse ausgehen. Heute ist es definitiv die ganze Erde und eine globale Gesellschaft, deren Einflusskräfte auf das einzelne Geschäftsfeld einwirken. Wir müssen uns vergegenwärtigen, dass mit dem Fortschreiten weltweiter Mobilität und Kommunikation Umwelten als relevant eingestuft werden müssen, die bisher keine Bedeutung hatten.

Wenn wir als nahes Unternehmensumfeld das Beziehungsgeflecht von relevanten Anspruchsgruppen ansehen, die sich im Verhältnis zum Unternehmen gegenseitig beeinflussen, so wirken die Kräfte des fernen Unternehmensumfelds eher einseitig auf die relevanten Anspruchsgruppen und das Unternehmen selbst. Die Einflussnahme des einzelnen Unternehmens auf diese allgemeinen Veränderungskräfte der globalen Umwelt ist in der Regel zu vernachlässigen. Die Aufgabe besteht darin, auf der Grundlage einer Strukturierung dieser Kraftfelder eine systematische Betrachtung der relevanten Faktoren anzustellen, um schließlich die Entwicklungstendenzen zu erahnen und in die eigenen strategischen Pläne einzubeziehen.

Da für die Planung und Umsetzung von Entwicklungsmaßnahmen, die die Lebensfähigkeit des Unternehmens unter den zukünftig zu erwartenden Bedingungen erhalten sollen, Zeit benötigt wird, ist es wichtig, die Veränderungstendenzen möglichst frühzeitig zu erkennen. Die Wahrscheinlichkeit, mit der ein in Ansätzen erkennbarer Entwicklungstrend sich in der Zukunft verfestigt und Einfluss gewinnt, ist jedoch um so niedriger, je früher der Trend wahrgenommen wird. Die Chancen, mit einer Zukunftsprognose „richtig zu liegen“ sind also umso geringer, je weiter die Prognose in die Zukunft reicht. Bohr drückte diesen Sachverhalt folgendermaßen aus:

„Prognosen sind schwierig – vor allem wenn sie die Zukunft betreffen.“

Für das strategische Management entsteht aus diesem einfachen Zusammenhang eine anspruchsvolle Problematik. Es muss das *strategische Fenster* finden, in dem das Verhältnis von Frühzeitigkeit des Erkennens zur Wahrscheinlichkeit, Relevanz zu erlangen, die aktive Vorbereitung durch konkrete Maßnahmen und Investitionen rechtfertigt (s. Abb. 21).

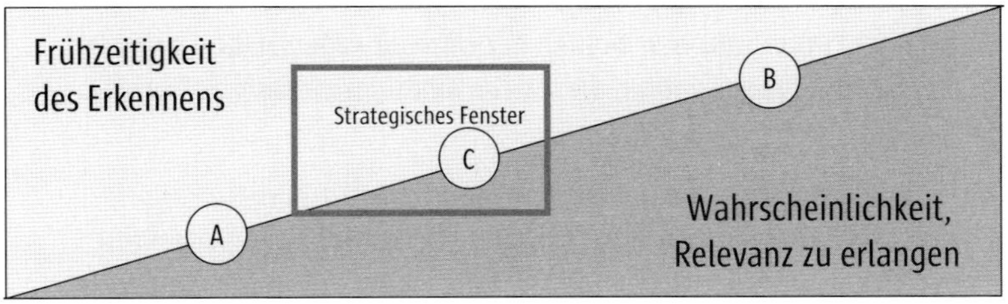

Abb. 21 Verhältnis von frühzeitiger Trenderkennung zu der Wahrscheinlichkeit, Bedeutung zu erlangen

Die Grenze zwischen Innen und Außen

Wenn wir von der Umwelt eines Unternehmens sprechen, so gehen wir davon aus, dass es eine klare Grenze gibt, die das Unternehmen von seiner Umwelt trennt. Wie jedoch ist diese Grenze definiert? Wo hört das Unternehmen auf, und wo beginnt die Umwelt? Ist der Gesellschafter Teil des Unternehmens oder ein Außenstehender, der Anteile am Unternehmen hält? Ist ein freier Mitarbeiter, der 50 % seiner Zeit für das Unternehmen tätig ist, Teil des Unternehmens oder nicht? Malik folgert:

„Niemand kann sagen, wo genau das Unternehmen aufhört und die Umwelt beginnt und umgekehrt." *(Malik 2008, S. 208)*

Wenn das Stakeholder-Modell alle reellen und potentiellen Anspruchsgruppen um das Unternehmen herum *platziert, so wird das Unternehmen zu einer fiktiven Institution, an die die Anspruchsgruppen über unterschiedlich stark formalisierte Beziehungen mehr oder weniger gebunden sind. Selbst Konkurrenten werden in Zeiten von Netzwerkbildung und Allianzen ein Teil des Beziehungsgeflechts und können – so betrachtet – sowohl als ein Teil des Unternehmens als auch als Teil seiner Umwelt angesehen werden. Wir wissen heute, wie Gary Hamel es formuliert* „dass auch die Konkurrenz nicht mehr ist, was sie einmal war. Für viele Unternehmen wird es daher immer schwerer, die Guten von den Bösen zu unterscheiden." *(Hamel 1997, S. 252)*

Offenbar hat das Unternehmen die gleiche Beschaffenheit wie ein Markt: Er existiert nur dadurch, dass Menschen und Organisationen zusammenkommen, um gemeinsam ihre individuellen Bedürfnisse in höherem Ausmaß zu befriedigen, als sie es für sich allein zu tun in der Lage wären.

Bisher wird hauptsächlich das „Anstellungsverhältnis" eines Mitarbeiters als Kriterium für die Zuordnung zum Unternehmen oder zur Umwelt herangezogen. Über Arbeitsverträge eingebundene Personen gehören zum Unternehmen, über Werk- oder Dienstverträge einbezogene Personen oder Organisationen werden der Umwelt zugeordnet. Es führt zu interessanten Überlegungen, dieses Zuordnungskriterium zu hinterfragen.

Da die Festlegung von „innen" und „außen", die Kategorisierung in „Wir" und „die anderen" für das Denken und Handeln des Unternehmens mit Konsequenzen verbunden ist, muss man sich immer wieder vor Augen führen, dass die Grenzen des Unternehmens erstens nicht scharf zu bestimmen sind und zweitens einer ständigen Verschiebung unterliegen. Strategisches Management, unter diesem Blickwinkel betrachtet, beinhaltet das kontinuierliche Management der Grenzziehung und -gestaltung.

Auch wenn es prinzipiell unzählige Möglichkeiten gibt, die fernen Umweltfaktoren zu kategorisieren, so hat sich eine Aufteilung von Fahey und Narayanan (Fahey und Narayanan 1986) bewährt, die folgende Segmente unterscheidet: Gesellschaft (*s*ocial), Technologie (*t*echnical), Wirtschaft (*e*conomic), Politik (*p*olitical).

Entsprechend den ersten Buchstaben der englischen Begriffe hat sich im Management-Jargon die Bezeichnung „*STEP-Analyse*" (s. Abb. 22) eingebürgert. Aufgrund der zunehmenden Bedeutung von ökologischen Aspekten, existiert auch eine um das Segment „Umwelt" (*e*cological) erweiterte Version als „*STEEP-Analyse*".

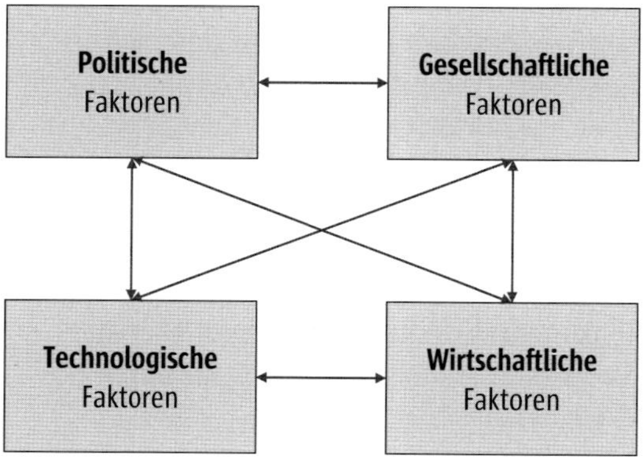

Abb. 22 Einflusskräfte des fernen Unternehmensumfelds

Die Herausforderung besteht darin, die für das jeweilige Unternehmen und seine Branche bedeutsamen Faktoren innerhalb der Segmente zu identifizieren, ihre zukünftige Entwicklung zu prognostizieren und die Auswirkungen und ihre Bedeutung für das Unternehmen zu bewerten. Dabei wird man feststellen, dass die Segmente nicht überschneidungsfrei sind; viele Faktoren lassen sich nicht eindeutig in das ein oder andere Segment zuordnen. Die Tatsache, dass die einzelnen Faktoren und Segmente sich in ihrer Entwicklung gegenseitig beeinflussen, erhöht das Ausmaß der gedanklich zu bewältigenden Komplexität erheblich. Eingedenk dieser schwierigen Verhältnisse sollten wir vorsichtig sein, unseren langfristigen Prognosen zu viel Gewicht beizumessen. Geringfügige Veränderungen der Ausgangsbedingungen können in komplexen Systemen zu ungeahnten Entwicklungen führen. Der unerwartete Fall der deutschen Mauer 1989 mag als denkwürdiges Beispiel dienen.

In Tabelle 5 sind zu jedem Segment des fernen Unternehmensumfelds beispielhaft Faktoren benannt, die Bestandteil der STEP-Analyse sein könnten. Die genannten Beispiele sollen veranschaulichen, welche Vielfalt an Fragen und Überlegungen sich hinter den einzelnen Faktoren verbirgt. Da vom Unternehmen nicht alle Felder und Faktoren mit gleicher Intensität betrachtet werden können, empfiehlt es sich, Schwerpunkte zu setzen und den Analyseprozess auf diejenigen Faktoren zu beschränken, die von (vermeintlich) hoher Bedeutung sind. Das STEP-Modell dient als Mittel, die systematische Betrachtung zu unterstützen.

Veränderungen der einzelnen Faktoren wirken sich immer in zweierlei Hinsicht aus[31]:

- Direkte Auswirkungen auf das Unternehmen *von innen*
- Indirekte Auswirkungen auf das Unternehmen *von außen*

Einige Beispiele: Die zunehmende Alterung der Bevölkerung führt einerseits zu mehr Nachfrage von Gesundheitsleistungen, konfrontiert aber das Unternehmen zugleich mit einer veränderten Alterstruktur ihrer Mitarbeiter. Die Entwicklung der Computertechnologie führt zu neuen Krankheitsbildern (z. B. Abhängigkeit von Internet[32] und Computerspielen), verändert aber zugleich

31 Insbesondere in Organisationen, die Gesundheitsleistungen anbieten, wird der Tatsache, dass die Bevölkerung altert, große Bedeutung beigemessen. Dies allerdings hauptsächlich im Hinblick auf den damit verbundenen Mehrbedarf an Gesundheitsleistungen. Über die Folgen und Erfordernisse, die mit einer Alterung der Mitarbeiterschaft für das Unternehmen verbunden sind, wird häufig erst deutlich später nachgedacht. Die „Aussenlastigkeit" des strategischen Denkens, das durch das Porter'sche Positionierungskonzept starke Unterstützung erfährt, macht sich auch in der Analyse von Auswirkungen der globalen Umweltveränderungen bemerkbar.

32 „Politiker von SPD und Union haben sich für eine Anerkennung der Onlinesucht als Krankheit durch die Weltgesundheitsorganisation WHO ausgesprochen. Zudem fordern sie wie die Grünen einen Ausbau von Beratungsangeboten. „Bisherige Initiativen agieren noch zu punktuell und sind weitgehend unbekannt, als dass hier eine effektive Versorgung stattfinden könnte", erklärten die Drogenbeauftragte der Bundesregierung Sabine Bätzing, Jörg Tauss und Monika Griefahn (alle SPD) nach einer Anhörung des Ausschusses für Kultur und Medien des Bundestags. Nach Angaben der Vorstandsvorsitzenden des Vereins Hilfe zur Selbsthilfe für Onlinesüchtige, Gabriele Farke, sind etwa zwei Millionen Bundesbürger onlinesüchtig." (Ärztezeitung, 11.4.2008, „Abgeordnete sehen Onlinesucht als Krankheit")

die Arbeitsprozesse im Unternehmen. Neue Arzneimittel können die Nachfrage nach bestimmten Behandlungsmethoden verringern, zugleich aber dem Unternehmen auch die Möglichkeit bieten, Patienten erfolgreicher zu behandeln. Alle Veränderungen wirken sowohl auf die Nachfrageseite der Umwelt als auch auf die Angebotsseite des Unternehmens zugleich. Es ist hilfreich, seine eingefahrenen Perspektiven in dieser Hinsicht zu überprüfen.

Fahrradrahmen und Chirurgen – jede Chance birgt ein Risiko

Als die erste minimal-invasive Gallenblasenentfernung mit Hilfe eines umgebauten Fahrradrahmens durchgeführt wurde, dachten die Medizin-Strategen im Krankenhaus – sofern sie diese Technik überhaupt für zukunftsfähig hielten – in erster Linie darüber nach, wann der richtige Zeitpunkt sei, sich entsprechende Gerätschaften und Kompetenzen anzueignen, um im aufblühenden MIC-Geschäft dabei sein zu können.

Deutlich weniger – so ist zu vermuten – sorgten sie sich um die Folgen, die ein umfassender Einsatz dieser neuen Operationstechnik für die Nachfrage nach Krankenhausleistungen haben würde. Dass die Reduktion der Verweildauer tausende von Betten überflüssig machen würde; dass Leistenhernien-Operationen, Arthroskopien und zahlreiche andere Eingriffe von der Krankenkasse überhaupt nicht mehr als Krankenhausleistung finanziert würden; all das kam in der Begeisterung für die ungeahnten Chancen der neuen Methode zu kurz.

Tab. 5 Einflussfaktoren des fernen Umfelds (STEP-Analyse)

Segment	Faktoren	Beispiele
Soziale Faktoren	Bevölkerungsentwicklung Altersstruktur Geburtenrate Sterberate Familiengröße Bildungsniveau Lebensstile Wertvorstellungen, Ideale Mobilität Verhältnis von Arbeit und Freizeit Morbidität Anspruchsniveau Informiertheit	Wird die zunehmende Anzahl von Single-Haushalten den Bedarf an Anlagen für betreutes Wohnen im Alter steigen lassen? Welche Folgen hat eine nach oben hin verschobene Alterspyramide auf die Verteilung von Krankheiten in der Bevölkerung? Wie ändert sich die Bereitschaft der Bevölkerung, für Gesundheitsleistungen mehr Geld auszugeben, wenn die Wertvorstellungen sich verändern? Wie wirkt sich die erhöhte Mobilität auf das relevante Wettbewerbsumfeld aus? Welche Folgen hat die bessere Informiertheit von Patienten über die Methoden der Medizin und ihre Erfolge? Welche Probleme bringt das erhöhte Informationsangebot mit sich? Und welche neuen Bedürfnisse entstehen dadurch?

Segment	Faktoren	Beispiele
Technologische Faktoren	Medizintechnik Arzneimittel Diagnostische Methoden Molekularbiologie Bildgebende Verfahren Kommunikationstechnologie Zugriff auf Wissen Institutionsübergreifende und weltweite Vernetzung …	Wird die totale Schmerzausschaltung durch Ultraschall Auswirkungen auf die stationäre Behandlungsbedürftigkeit von Patienten und damit auf den Bettenbedarf haben? Welche Möglichkeiten bietet die Technik für telemedizinische Methoden? Welche wirken als Bedrohung für Krankenhäuser, welche als Chance? Welchen Veränderungen ist das Unternehmen ausgesetzt durch die Fülle an verfügbarem Wissen?
Wirtschaftliche Faktoren	Wachstum Arbeitslosigkeit Inflation Zahlungsbilanz Kapitalmarkt Kaufkraft Einkommensverteilung Zinsniveau Konjunkturaussichten …	Welche Folgen hat eine veränderte Einkommensverteilung auf die Finanzierung von privaten Gesundheitsdienstleistungen? Wie wirkt sich eine Veränderung der Arbeitslosigkeit auf den Versorgungsbedarf der Bevölkerung und auf die Finanzierung aus? Welche Bedeutung hat das Zinsniveau unter Wettbewerbsbedingungen, die hohe Investitionen erfordern?
Politische Faktoren	Nationale Gesetzgebung EU-Recht Regierungswechsel Politische Machtverhältnisse …	Sind politische Entwicklungen absehbar, die über einen Zeitraum von mehr als 4 Jahren reichen? Welche EU-Bestimmungen werden die nationale Gesetzgebung im Gesundheitswesen verändern? Welche Gesetze werden den Aktionsspielraum zukünftig erweitern oder einschränken? Und für wen?

Ein operativ tätiger Experte plant strategisch

Im Jahre 1975 stellte ein unternehmerisch interessierter Magenchirurg im Rahmen einer strategischen Analyse fest, dass der zunehmende Verkehr, die steigende Lärmbelastung und die zu erwartenden Veränderungen im Arbeitsumfeld ein gehöriges Anwachsen von Stress in der Bevölkerung auslösen würden. Da Stress – das war schon bewiesen – ein hochgradiger Risikofaktor für die Entstehung von Magengeschwüren darstellt, kam er zu dem Schluss, dass seine persönliche Befähigung ideal zu der erwarteten Nachfrage passen würde (Fit-Konzept). Zu dieser Zeit bestand nämlich die einzig wirksame Therapie von chronischen Magengeschwüren in der operativen Beseitigung des Problems.

Die Bank war von der differenzierten Ausarbeitung des Geschäftsplans – insbesondere von der strategischen Analyse – beeindruckt und hat den beantragten Kredit für die Errichtung der magenchirurgischen Spezialklinik ohne Zögern bewilligt. Die auf das Zielsegment speziell ausgerich-

teten Marketingmaßnahmen führten dazu, dass gestresste Patienten mit chronischem Magengeschwür von weit und breit anreisten, um sich von Teilen ihres Magens und somit von einem Teil ihrer Probleme zu trennen. Die Geschäftsidee schien ein Erfolg.

„Warum" – so mögen Sie sich fragen – „habe ich von dieser Spezialklinik nie etwas gehört?" Die Erklärung ist einfach: Im Jahre 1976 wurde von der Firma SmithKline and French der H2-Blocker Cimetidin (Tagamet®) entwickelt. Dieses Medikament blockiert die Ausschüttung von Magensäure und beseitigt damit die Hauptursache für das Auftreten von Geschwüren. Es ist das erste Medikament, das einen Umsatz von über einer Milliarde Dollar erreichte. Sein Entdecker Sir James Black erhielt 1988 den Nobelpreis für Medizin.

Der strategische Chirurg hingegen erlitt schon drei Jahre nach der Eröffnungsfeier seiner Klinik, im Jahre 1978, Stressanfälle von größtem Ausmaß und musste aufgrund des Wegbrechens seiner Umsätze Insolvenz anmelden. Er selber – so wird berichtet – hat daraufhin seinen übermächtigen Konkurrenten – im wahrsten Sinne des Wortes – geschluckt. Tagamet® sollte auch ihn vor stressbedingten Geschwüren schützen.

IV

Unternehmen

In den vorangehenden Abschnitten wurde verschiedentlich auf die Rolle und Funktion von Unternehmen und Organisationen eingegangen. Als Ausgangspunkt für die „interne Analyse" des Unternehmens sollen die wesentlichen Aussagen über Unternehmen an dieser Stelle zusammengetragen werden:

- Unternehmen sind *organische soziale Einheiten*, die unter Beteiligung verschiedenster Anspruchsgruppen einen Beitrag zum Wohlergehen der ihr übergeordneten Einheit, der Gesellschaft, leisten.
- Unternehmen gehorchen grundsätzlich den gleichen *Gesetzmäßigkeiten* wie alle anderen natürlichen und sozialen Einheiten. Demzufolge können nur komplexe Erklärungsmuster für die Beschreibung von Unternehmen herangezogen werden.
- Mechanistisch-materialistische Konzepte, die dadurch gekennzeichnet sind, dass sie Unternehmen als eine vom Menschen erschaffene „Maschine" ansehen, deren Funktionieren gesteuert, kontrolliert und beherrscht werden kann, können die Zusammenhänge nicht erklären.
- Unternehmen kann man nicht herstellen. Man kann sie nur gründen und die Voraussetzung für Lebensfähigkeit herstellen, in dem man ein dynamisches Fließgleichgewicht zwischen dem Unternehmen und seiner Umwelt auf Dauer aufrechterhält. Es ist die Aufgabe von Management, das Unternehmen den „Lebensgesetzen" entsprechend zu verstehen und zu führen.
- Die Unterscheidung von Unternehmen in *„gewinn-orientiert"* und *„gemeinnützig"* ist eine künstliche Unterscheidung, da beide Unternehmensformen einen Nutzen für die Gemeinschaft erbringen und beide auf Gewinne angewiesen sind, um ihr Überleben in der Zukunft zu sichern. Der einzige Unterschied besteht darin, dass der Anteilseigner eines „gemeinnützigen" Unternehmens auf die ihm zustehende Kapitalrendite zu Gunsten der Gemeinschaft verzichtet[33]. Es wäre daher sinnvoller, zwi-

33 Und da eine gute Tat die nächste fördert, verzichtet der Staat zum Wohle seiner Bürger auf die Besteuerung der Gewinne.

schen „gewinn-orientierten“ und „gemein-nützigen“ Anteilseignern zu unterscheiden, anstatt mit der Zuordnung von Unternehmen in die Kategorien „profit-gierig“ und „wohltätig“ den Anschein zu erwecken, als ob es sich um unterschiedliche Spezies handeln würde.

- Der Erfolg von Unternehmen besteht in ihrer Existenz, in ihrem Überleben. Eine positive Energiebilanz (Gewinn) ist die Voraussetzung und das Ergebnis der Aktivitäten eines Unternehmens, aber nicht der Unternehmenszweck.
- Die Produkte, der Charakter, die Werte und Ideale von Unternehmen sind ein Spiegelbild der Verhältnisse in ihrem gesellschaftlichen Umfeld. Die für Unternehmen ungesunde Profit-Orientierung ist nicht ein Fehler im Unternehmensdesign oder eine Folge falschen Managements sondern ein Abbild der materialistischen Orientierung der Gesellschaft, mit der das Unternehmen eine untrennbare Einheit bildet. Die Diskussion über „Werte des Unternehmens“ ist damit zugleich eine Diskussion über „Werte der Gesellschaft“ und ihre wechselseitige Abhängigkeit.

Friedensnobelpreis für den Gründer der Grameen Bank Muhammad Yunus

Im Jahre 2006 erhielt Muhammad Yunus den Friedennobelpreis für das Modell der Mikrokredite, das er mit seiner Grameen Bank in Bangladesch erfolgreich realisierte. Das Motto seiner Bank, die inzwischen über 1.000 Filialen hat und mehr als 12.000 Mitarbeiter beschäftigt lautet:

„Es wird in Zukunft nicht die Frage sein, ob Menschen kreditwürdig sind, sondern ob Banken menschenwürdig sind.“

Inzwischen hat Yunus zahlreiche andere Firmen gegründet, die alle einer Grundidee folgen: „Menschen sind keine Geldmaschinen“. Menschen und Unternehmen leben, um einen sozialen Zweck zu erfüllen. Auf dieser Basis wurden Unternehmenskonzepte entwickelt, die zwar marktwirtschaftlichen Regeln entsprechen, aber deren Erfolgsbewertung nicht die Gewinnmaximierung und -ausschüttung zum Maßstab hat, sondern den sozialen Nutzen, den sie stiften. Trotzdem – oder gerade deswegen – zeichnen sich diese Unternehmen – darunter eine Telefongesellschaft und ein Joghurthersteller – durch eine positive ökonomische Entwicklung aus und sind damit ein lebendiger Beweis dafür, dass Ver-dienen eine Folge von Dienen ist.

1 Erfolgsmessung – Wie misst man den Gesundheitszustand eines Unternehmens?

Das eindimensionale, primär auf die Bedürfnisse von Anteilseignern ausgerichtete Shareholder-Value-Konzept hat einen großen Vorteil: An der Höhe des Gewinns und dem aktuellen Marktwert kann das Ausmaß der Zielerreichung jederzeit abgelesen werden. Je höher, desto besser. Dass sich aus dieser eingeengten Betrachtung von Parametern, die ein Ergebnis vergangener Aktivitäten sind, auch auf den Gesundheitszustand und die Lebensfähigkeit in der Zukunft schließen lässt, ist jedoch aus grundsätzlichen Erwägungen unmöglich.

Es käme dem Urteil eines Arztes gleich, der – nachdem er den Puls gefühlt hat – feststellen würde, dass sein Patient gesund sei. Es mag wohl stimmen, dass ein zu langsamer oder fehlender Puls ein Zeichen für einen krankhaften Körperzustand ist. Den normalen Puls jedoch als Beleg für Gesundheit anzusehen, würde selbst den Laien nicht überzeugen.

Denn: Der Puls – das weiß auch der Laie – verändert sein Verhalten erst in einem fortgeschrittenen Krankheitsstadium. Krankhafte Zustände einzelner Organe können – solange diese das Gleichgewicht des Körpers insgesamt noch nicht zu stark stören – nur erkannt werden, wenn differenzierte Untersuchungen, wie z. B. organspezifische Labortests oder bildgebende Verfahren zum Einsatz kommen. Auch wenn der Puls noch regelmäßig schlägt, kann das Leben in der Zukunft durch eine schon bestehende Krankheit ernsthaft bedroht sein. Der Puls als Messparameter für Gesundheit ist ein Spätindikator. Ist er nur schwach oder gar nicht mehr zu fühlen, können nur die Feuerwehr und der Notarzt (vielleicht) noch helfen.

Übertragen auf das Unternehmen bedeutet es, dass die Messung der Unternehmensgesundheit durch den Parameter Liquidität und Gewinn keine zuverlässigen Ergebnisse für die Bewertung der Zukunftsfähigkeit eines Unternehmens erbringen kann. Er zeigt lediglich an, dass die Aktivitäten der Vergangenheit bis zum aktuellen Zeitpunkt (noch) nicht soviel Schaden angerichtet haben, als dass eine eventuell vorliegende Gesundheitsstörung an kritischen Werten des finanziellen Ergebnisses ablesbar wäre.

> *„Deshalb sind Erfolgsdaten als Orientierungsgrundlagen für die strategische Unternehmensführung relativ wirkungslos und oftmals total irreführend.“ (Gälweiler 2005, S. 30)*

Der normale Puls eines Unternehmens ist kein Garant für Zukunftsfähigkeit. Er ist lediglich ein Indikator dafür, dass *im Moment der Messung* kein so kritischer Gesundheitszustand vorliegt, dass mit einem kurzfristigen Ableben zu rechnen sein müsste. Eine Aussage darüber, ob auch in der Zukunft Leben in Gesundheit zu erwarten ist, ist nicht möglich.

Wenn der kurzfristige Erfolgsparameter „Gewinn“ für Aussagen über die Zukunftsfähigkeit von Unternehmen nicht taugt, dann stellt sich die Frage, welche Indikatoren sich für diese Betrachtung eignen? Auch hier können Mediziner aushelfen. Sie würden uns vermutlich raten, die einzelnen Organsysteme mit Hilfe von Inspektion, Palpation und Auskultation, mit organspezifischen Labortests und ggf. Ultraschall und Röntgen auf ihren Funktionszustand und ihre ausgeglichene Beziehung zum Gesamtorganismus hin zu untersuchen. Ärzte würden uns raten, Frühindikatoren für Gesundheitsstörungen zu untersuchen. Anstelle der Intensivmaßnahmen durch einen Notarzt würde bei leichten Funktionsstörungen, die im Frühstadium entdeckt werden, schon eine Umstellung der Lebensgewohnheiten das Gleichgewicht wieder herstellen.

Nach den Ausführungen über die Bedeutung eines ausbalancierten Stakeholder-Managements für den Unternehmenserfolg, liegt es auf der Hand, die Beziehungen zu den relevanten Anspruchsgruppen zu untersuchen, um daraus Hinweise für die Aussagekraft einer positiven Gewinngröße zu erhalten.

Die Frühindikatoren für Gesundheitsstörungen eines Unternehmens sind Störungen in den Stakeholder-Beziehungen. In der Qualität dieser Beziehungen kommt das Ausmaß der Übereinstimmung zwischen den Fähigkeiten des Unternehmens und den Ansprüchen und Bedürfnissen des Stakeholders zum Ausdruck.

In der Medizin ist bekannt, dass der Körper in der Lage ist, die Funktionsstörung eines einzelnen Organsystems vorübergehend zu kompensieren, allerdings zu Lasten anderer Organe. Wird diese Störung rechzeitig behandelt, so bleibt die Lebensfähigkeit erhalten. Da der Unternehmensgewinn lediglich der Ausdruck von Lebensfähigkeit für eine relativ kurze Zeitspanne in der Vergangenheit ist, kann es durchaus sein, dass der Gewinn erzielt wurde aufgrund der übermäßigen Belastung einzelner Anspruchsgruppen des Unternehmens. Dieser Kompensationsmechanismus, der es ermöglicht, dass kränkelnde Beziehungen zwischen dem Unternehmen und einzelnen Anspruchsgruppen vorübergehend ausgehalten werden, kann das Gesamtgleichgewicht nur für einen begrenzten Zeitraum stabilisieren. Wenn die Kompensationsmaßnahmen erschöpft sind, drängt das Grundproblem an die Oberfläche und kommt in Form von Gewinnrückgang bzw. Verlusten zum Vorschein. In einem derart, fortgeschrittenen Krankheitsstadium ist die Behandlung jedoch viel aufwendiger und riskanter. In manchen Fällen kommt sie auch zu spät.

Für Menschen und Unternehmen gilt gleichermaßen: „Vorbeugen ist besser als Bohren". Strategisches Management beschäftigt sich mit den vorbeugenden Maßnahmen, die *heute unternommen werden*, um Gesundheitsstörungen in der Zukunft zu verhindern bzw. Gesundheit in der Zukunft zu erhalten. Strategisches Management entspricht der Präventivmedizin. *„Das heißt letztlich nichts anderes, als dass strategisches Denken, Entscheiden und Handeln stets das Opfern von Augenblicksvorteilen zugunsten höherer Zukunftsvorteile ist."* (Gälweiler 2005, S. 71)

1.1 Der Gesundheits-Check – Die Balanced Scorecard

Die Idee eines umfassenden Gesundheitschecks, der neben Puls und Temperatur die vorsteuernden Parameter des Unternehmenserfolgs in die Untersuchung einbezieht, liegt auch der von Kaplan und Norton 1992 entwickelten Balanced Scorecard zu Grunde (Kaplan und Norton 1992). Die bis dahin vorrangig eingenommene Finanzperspektive wird von Kaplan und Norton um weitere Perspektiven ergänzt, die – im Gegensatz zur operativen Erfolgsbewertung in Form von Liquidität und Gewinn – strategische Aspekte einbeziehen. Dabei handelt es sich um diejenigen Aspekte, die als Voraussetzung für die Realisierung von Erfolg in der Zukunft anzusehen sind. Neben realisiertem finanziellem Erfolg, ausgedrückt in finanziellen Ergebnissen, sollen Erfolgspotenziale geplant und gemessen werden. „Translate strategy into action" – mit diesem Kerngedanken wurde die Balanced Scorecard entwickelt.

Wenn Strategie darin besteht, die Potenziale für den zukünftigen Erfolg herzustellen – so der Ansatz des Balanced-Scorecard-Konzepts –, dann muss der Prozess der strategischen Planung und Herstellung von Erfolgspotenzialen – ähnlich der operativen Planung für kurzfristige Erfolgsgrößen (Gewinn) –

durch ein strategisches Kennzahlensystem unterstützt werden, in dem die definierten Parameter mit Zielwerten versehen und regelmäßig auf Zielabweichung hin kontrolliert werden. Auf diese Weise sollen die strategischen Aktivitäten eines Unternehmens zielgerichtet operationalisiert und kontrollierbar gemacht werden.

Was hat Strategie mit Gewichtheben zu tun?

Der Erfolg eines Gewichthebers wird im Wettkampf realisiert. Stemmt er das Gewicht, darf er auch an den nächsten Wettkämpfen teilnehmen. Niemand würde auf die Idee kommen, aus dem letzten Wettkampferfolg zu schließen, dass damit zukünftige Erfolge sich automatisch anschließen. Es sei denn, der Gewichtheber hat eine Erfolg versprechende Strategie.

Die strategischen Aktivitäten eines Gewichthebers bestehen darin, dass er seine Muskeln trainiert, um in einem zukünftigen Wettkampf Erfolg zu haben. Das Krafttraining dient der Herstellung von Erfolgspotenzial. Strategisch orientierte Gewichtheber benötigen zudem ein hohes Maß an Disziplin, denn sie trainieren nach einem strengen Plan. Sie messen die Einhaltung der geplanten Trainingsmaßnahmen sowie die Auswirkungen auf ihre Muskulatur und können auf diese Weise rechtzeitig Korrekturen am Trainingsplan oder an der Durchführung des Trainings vornehmen.

Strategie im Sinne der Balanced Scorecard besteht in nichts anderem. Das Scorecard-Modell soll den Trainer dazu bringen, einige für den Erfolg wesentliche Parameter (z. B. Muskelumfang, Faserdichte und Kontraktionsdynamik) auszuwählen, um deren Werte regelmäßig zu messen und auf Übereinstimmung mit den zuvor festgelegten Zielwerten zu überprüfen. Dieser Teil entspricht der Scorecard.

Das Präfix „Balanced“ findet seinen Ausdruck darin, dass die Übungen nicht nur der Kräftigung des rechten Arms und des rechten Beines dienen dürfen. Die Hantel im Gleichgewicht zu halten, wäre dann kaum möglich. Es müssen alle am Erfolg beteiligten Muskelgruppen in einer ausgewogenen, aus*balancierten* Mischung in die Übungen einbezogen werden.

Übrigens: Auch der Gewichtheber muss die Beziehungen zu seinen Anspruchsgruppen pflegen, um die erforderlichen Ressourcen für den Muskelaufbau zu erhalten. Sollte er sich nicht ausschließlich von Proteinpulver ernähren, so muss auch er seine *„Steak-Holder“* kennen.

Aloys Gälweiler[34] hat das Konzept der Erfolgspotenziale als Objekt des strategischen Managements schon in den 1970er Jahren entwickelt und das Prinzip der Vorsteuerung konsequent auf das Management von Unternehmen übertragen. Er forderte unermüdlich die Entkoppelung des strategischen Manage-

34 Prof. Dr. Aloys Gälweiler war bis zu seinem Tode 1984 Direktor der Unternehmensplanung bei Brown, Boveri & Cie. Mannheim. Neben dieser Tätigkeit lehrte der engagierte Praktiker und Wissenschaftler an verschiedenen Universitäten und Hochschulen, u. a. auch am Management Zentrum St. Gallen. Zu seinen Verdiensten zählt die konsequente Betrachtung von Strategischem Management als „Management von Erfolgspotenzialen“.

ments von der Orientierung an gegenwartsbezogenen Erfolgsgrößen und sah im Erfolgspotenzial die Vorsteuergröße für den Gewinn, so wie der Gewinn die Vorsteuergröße für die Liquidität darstellt.

Die klassische Form der Balanced Scorecard umfasst die vier Themenfelder Finanzen, Kunden, Prozesse sowie Lernen und Entwicklung. Schon Kaplan und Norton selbst betonten, dass diese Auswahl an Perspektiven sich zwar bewährt hätte, jedoch nicht dogmatisch eingehalten werden müsse. Inzwischen finden sich zahlreiche Abwandlungen und individuell angepasste Versionen der Balanced Scorecard weltweit im Einsatz.

Strategie und Gewichtheben hat noch mehr miteinander zu tun

Die erste Lektion, die wir von unserem strategischen Gewichtheber gelernt haben, stellte die Entwicklung einer Befähigung in den Mittelpunkt der Betrachtung. Die Muskeln sind die Befähiger für den Wettkampferfolg. Sie werden daher trainiert.

Ein echtes Erfolgspotential kommt jedoch immer erst zu Stande, wenn starke Fähigkeiten und vorteilhafte Möglichkeiten aufeinander treffen. In diesem Sinne würde der Gewichtheber nach Wettkämpfen Ausschau halten, bei denen genau diejenigen Spezialdisziplinen angeboten werden, die er besonders gut beherrscht. Das Potential für einen Wettkampferfolg würde mit der richtigen Wahl der Wettkampfdisziplin nochmals deutlich gesteigert.

Doch da ihm das Training kaum Zeit lässt für derart aufwendige Such- und Auswahlprozesse, bezahlt er von seinen Erfolgshonoraren einen Wettkampf-Makler, der darauf spezialisiert ist, chancenreiche Wettkampf- bzw. Wettbewerbsangebote für ihn ausfindig zu machen. In der Wirtschaft ist dies die Aufgabe des Marketings.

Fazit: Gezieltes Training in Verbindung mit der Auswahl der richtigen Wettkämpfe – das ist das Erfolgsrezept des strategischen Gewichthebers. Stärken entwickeln und Chancen identifizieren, so hätten es die Strategielehrer genannt.

Übrigens: Im Gegensatz zu unserem Gewichtheber, der auf seine verschiedenen „Steak-Holder" angewiesen ist, konzentrieren sich Unternehmen oftmals auf ihre *Scher'-Holder*. Es wird nicht mehr lange dauern, bis sie feststellen müssen, dass sie trotzdem nicht besser abschneiden.

1.2 Zu Risiken und Nebenwirkungen der BSC

Wie es beim Einsatz von nützlichen und wirkungsvollen Werkzeugen allgemein der Fall ist, muss auch bei der Verwendung der Balanced Scorecard mit Verletzungsrisiken gerechnet werden. Einige wenige sollen hier kurz dargestellt werden:

- Die Operationalisierung von Strategien mit Hilfe der Balanced Scorecard lässt sich auch für schlechte Strategien vornehmen. Sie erlaubt es nicht, im Vorfeld die Effektivität und Sinnhaftigkeit strategischer Ziele zu bewerten.
- Die Konzentration auf wenige ausgewählte Parameter für die Herstellung von Erfolgspotentialen birgt die Gefahr, dass der Blick eingeengt wird und Faktoren außerhalb der Scorecard nicht mit der Intensität wahrgenommen werden, wie sie es verdienten (selektive Wahrnehmung).
- Die mit Messgrößen versehenen strategischen Ziele werden ungewichtet nebeneinander gestellt, so dass es bei Unterschieden in der Zielwirksamkeit zu Fehlsteuerungen kommen kann.
- Die Beschränkung auf wenige ausgewählte Perspektiven dient der Handhabbarkeit in der Umsetzung, sie kann aber dazu führen, dass eine zu starke Vereinfachung dem komplexen Geschehen in der Umwelt nicht ausreichend Rechnung trägt.
- So sehr die Formalisierung der strategischen Aktivitäten die konkrete Ausrichtung und Zielorientierung fördert, so sehr muss darauf geachtet werden, dass die Formalisierung die erforderliche Wachsamkeit und Beweglichkeit, die besonders in komplex-dynamischen Umwelten erforderlich ist, nicht über die Maßen hemmt.

Wo ist der Beipackzettel?

In der Medizin kennt man ein grundlegendes Gesetz: „Keine Wirkung ohne Nebenwirkung“. Wenn diese Gesetzmäßigkeit auch für die Vielzahl von Heilmitteln gilt, die von den Managementlehrern in so großer Menge und Vielfalt hergestellt und verordnet werden, dann würde die (in diesem Falle nicht existierende) Heilmittel-Aufsichtsbehörde eingreifen müssen. Der Grund? Es fehlen nahezu in allen Heilmittelpaketen der Hersteller von Managementtheorien die Beipackzettel, auf denen die Hinweise zu Risiken und Nebenwirkungen der Anwendung verzeichnet sind. Jedes Modell hat seine Stärken und seine Schwächen. Davon auszugehen, dass es „die richtigen“ Theorien und Modelle gibt, verleitet lediglich dazu, die Schwächen des gewählten Modells zu übersehen. Und oftmals ist es auch nicht entscheidend, welches Modell man verwendet, sondern wie gut man damit umzugehen vermag.

2 Internes Umfeld

Die Fokussierung strategischer Betrachtungen auf die Außenwelt und die Position des Unternehmens im Wettbewerbsumfeld, die wir als „Market Based View" näher kennen gelernt haben, hatte zur Folge, dass die Fähigkeiten des Unternehmens in ihrer Bedeutung für den Unternehmenserfolg stark vernachlässigt wurden. Die Analyse des nahen und fernen Umfelds und der im Wettbewerb wirksamen Kräfte bestimmte das strategische Geschäft. Und Strategie bestand folgerichtig darin, ein „Erfolg" versprechendes Marktsegment zu besetzen (und zu verteidigen).

Exkurs – Strategie und Militär

Vielfach wurden Erkenntnisse der Strategielehre aus der Militärwissenschaft abgeleitet. Und selbst der Begriff „Strategie" wird gerne auf den griechischen Begriff „strategos" für „Heeresführer" zurückgeführt. Auch wenn „strategos" „Heerführer" bedeutet, so ist der wirkliche Ursprung jedoch ein anderer. „Strategie" entstammt dem zusammengesetzten Wort „strataegeo", dessen erster Teil „stratos" für „umfassend, übergeordnet, übergreifend" steht. Der zweite Teil „igo" bezeichnet „handeln, tun".

„Strategie bedeutet demnach, sein Denken, Entscheiden und Handeln an den übergeordneten oder obersten Zielen oder Zielvoraussetzungen zu orientieren und sich dabei nicht durch vordergründige Dringlichkeiten, d. h. Augenblicksvorteile und -nachteile, ablenken zu lassen." (Gälweiler 2005, S. 66)

In der verwendeten Sprache kommt zum Ausdruck, wie sehr Kriegsführung und Management gedanklich in Verbindung stehen: Marktanteile werden „mühsam erobert", Marktpositionen sind „hart umkämpft" und werden „bitter verteidigt", die Mitarbeiter „an der Front" bilden „die Speerspitze" des Unternehmens, ...

> Die Gefahr, die bei der Anlehnung von strategischem Management an die „Kunst der Kriegsführung" besteht, liegt darin, dass falsche Bilder zu falschem Denken und falschem Handeln verleiten. Zwischen strategischem Management und Kriegskunst bestehen – äußerlich betrachtet – gewisse Ähnlichkeiten. Diese sollten aber nicht dazu verführen, die wesentlichen Unterschiede zu übersehen.
>
> Krieg ist ein Null-Summen-Spiel; was der eine gewinnt, muss der andere verlieren. Management ist jedoch darauf gerichtet, durch Zusammenwirken einen Mehrwert zu erzeugen. Krieg hat einen Anfang und ein Ende, Management ist auf andauernde Lebensfähigkeit ausgerichtet. Krieg folgt einem Wertesystem, das der Entwicklung von Systemen der Natur entlehnt ist, Management muss Wertesysteme pflegen, die der Entwicklung geistig-sozialen Systemen förderlich sind.
>
> Die Tatsache, dass der amerikanische Kriegsminister, Elihu Root, zu Beginn des 20. Jahrhunderts mit Hilfe der frisch entwickelten Managementlehren von Frederick Winslow Taylor das amerikanische Militär erfolgreich modernisiert hat, hat die enge Beziehung zwischen Management und Militärwissenschaft historisch geprägt. Da die dem Taylorismus zu Grunde liegende „Maschinenlogik des Unternehmens" inzwischen als überholt gilt, sollte auch die Ablösung der „Militärlogik" erfolgreich bewältigt werden.

Edith Penrose hatte schon 1959 in ihrem Buch „The Theory of the Growth of the firm" (Penrose 1959) auf die Bedeutung der unternehmerischen Ressourcen für den Erfolg im Wettbewerb hingewiesen. In den 1990er Jahren schlug das Pendel schließlich von der schwerpunktmäßigen Beschäftigung mit der Außenwelt in die andere Richtung um. Die Feststellung, dass die Performance-Unterschiede zwischen Unternehmen eher durch die individuellen Stärken und Schwächen, durch seine Ressourcen und Fähigkeiten zu erklären seien, begründete den „Resource Based View of Strategy" (RBV). Seine Verfechter führen die erfolgreiche unternehmerische Tätigkeit am Markt hauptsächlich auf die richtige Auswahl und Nutzung von strategischen Ressourcen zurück. Das „*Können*" mit all seinen bedingenden Faktoren rückt in den Mittelpunkt strategischer Konzepte. Mit dieser Entwicklung verschiebt sich auch die Aufgabenstellung von Management und Führung hin zu einer mehr nach innen gerichteten Funktion, die im Wesentlichen darin besteht, die Voraussetzungen dafür zu schaffen, dass die besondere Kombination von Ressourcen und Fähigkeiten in einem Prozess des kontinuierlichen Lernens die Anpassung an eine sich stetig verändernde Umwelt erlaubt.

Der Grund dafür, dass der Resource Based View den Market Based View abgelöst hat, mag darin zu sehen sein, dass der Aspekt des Lernens und der Anpassungsfähigkeit in zunehmend dynamischeren Umwelten einen höheren Stellenwert erlangt als in stabilen Verhältnissen. Wenn das Wetter ständig wechselt, wird derjenige nicht nass, der in der Lage ist, kurzfristig einen Regenmantel anzuziehen oder einen Regenschirm aufzuspannen. Wer – um dem

Nasswerden zu entgehen – ständig auf der Suche ist nach einem regenfreien Aufenthaltsort, wird auf dem Weg dahin vermutlich vom Regen überrascht. Beide Aktivitäten zu kombinieren dürfte die am meisten Erfolg versprechende Strategie sein.

2.1 Ressourcen, Fähigkeiten und Kompetenzen

Ressourcen bilden die Grundelemente des Wertschöpfungsprozesses, sie sind aber zugleich auch die Faktoren, die über das Ausmaß an Anpassungs- und Veränderungsfähigkeit entscheiden. Nach ihrer Funktion wird zwischen operativen und strategischen Ressourcen unterschieden. Es gibt jedoch kaum eine Ressource, die für sich allein produktiv ist. Es sind immer „Teams von Ressourcen", die in Koordination und Kooperation zu Produktivität führen. Der Wert einer einzelnen Ressource kann daher fast nie für sich allein ermittelt werden. Zum einen kann die Bedeutung einer Ressource – nämlich ob sie zu Vorteilen im Wettbewerb verhilft – nur im Vergleich mit Wettbewerbern bestimmt werden. Zum anderen ist der Wert einer Ressource stark abhängig vom Umfeld, in dem sie zum Einsatz kommt. Ein Fußball-Star in einer Profi-Mannschaft wird als wertvolle Ressource betrachtet. In einem schlechten Team ist auch ein einzelner Star für den Erfolg des Teams nicht viel wert.

Tabelle 6 benennt drei Kategorien von Ressourcen, *materielle, immaterielle und menschliche,* und zählt beispielhaft einige wesentliche Ressourcenarten auf.

Tab. 6 Ressourcen des Unternehmens

Ressourcenkategorien	Ressourcenart
Materielle Ressourcen	Kapitalkraft, Kreditwürdigkeit, Cash-Flow Standort und Gebäude Maschinen und technische Anlagen Einrichtung und Ausstattung
Immaterielle Ressourcen	Unternehmenskultur und Werte Unternehmensstrukturen Marke, Image, Reputation Managementsysteme Prozess-Know-how, Patente
Menschliche Ressourcen	Wissen und Lernbereitschaft Fähigkeiten und Fertigkeiten Motivation Flexibilität Wertvorstellungen

Aus dem koordinierten Einsatz von „Ressourcen-Teams" erwachsen die Effizienz in der Leistungserstellung und die Potentiale zukünftigen Erfolgs. Sie bilden gemeinsam die *Fähigkeiten und Kompetenzen* des Unternehmens, die wiederum in erfolgreichen Produkten ihren Ausdruck finden. Aus dieser Perspektive betrachtet, würde man sagen, dass Unternehmen besser durch ein Portfolio von Ressourcen und Fähigkeiten beschrieben werden als durch ein Portfolio von Produkten.

Die Fähigkeiten und Kompetenzen sind es, die in strategischer Hinsicht den Handlungsspielraum bestimmen und darüber entscheiden, ob Veränderungen in der Umwelt durch unternehmensinterne Anpassungen bewältigt werden. Kompetenzen entscheiden auch darüber, ob ein Unternehmen selbst durch pro-aktives Vorgehen Veränderungen in seiner Umwelt herbeizuführen in der Lage ist.

Die Unterscheidung zwischen Ressourcen und den aus ihrem Zusammenwirken generierten Fähigkeiten ist oftmals problematisch, da die Übergänge fließend sein können. Information könnte als Ressource angesehen werden, Wissen hingegen wird von Menschen in einem Lernprozess generiert. Trotzdem wird Wissen gerne als „wichtigste" Ressource der heutigen Zeit bezeichnet. Im aktuellen Kontext ist es nicht von Nöten, die Begriffe Ressource, Fähigkeit und Kompetenzen scharf voneinander abzugrenzen. Betrachten wir Ressourcen als Bausteine, die mit Hilfe von Fähigkeiten zu Kompetenzen aufgebaut werden. Es sind letztlich die Fähigkeiten, die richtigen Ressourcen zu finden, ihre zukünftige Bedeutung korrekt einzuschätzen und sie schließlich durch geschicktes Management in Prozesse einzubinden, die den Unternehmenszweck und den Erfolg fördern. Wettbewerb im Sinne des „Resource Based Views" ist vielmehr *Wettbewerb um Ressourcen* als Wettbewerb um Marktpositionen. Das Aufspüren und Entwickeln von attraktiven Branchen und Marktpositionen wird abgelöst durch das Aufspüren und Entwickeln von Ressourcen und Fähigkeiten.

„Für den Manager besteht die Herausforderung darin, Ressourcen und Fähigkeiten zu identifizieren, zu entwickeln, zu schützen und einzusetzen, so dass das Unternehmen nachhaltige Wettbewerbsvorteile und eine überdurchschnittliche Kapitalrendite erzielt." (Schoemaker und Amit 1998, S. 200)

2.2 Ressourcen und Fähigkeiten als Quelle von Wettbewerbsvorteilen

Wettbewerbsvorteile – so erklärt es der „resourced based view" – werden im Wesentlichen durch Besonderheiten eines Unternehmens erzielt, durch die es sich von seinen Konkurrenten im Markt unterscheidet. Bei näherer Betrachtung stellt man fest, dass Wettbewerbsvorteile durch unterschiedliche Fristigkeiten charakterisiert sind. Erfolgsrelevante Vorteile, die von anderen Unternehmen leicht nachgemacht oder erworben werden können, können nur kurzfristige Erfolge hervorbringen. Ein renomierter Chefarzt kann durchaus die Quelle für einen Wettbewerbsvorteil eines Krankenhauses darstellen.

Sobald dieser jedoch von einem anderen Krankenhaus abgeworben wird, besteht der Vorteil nicht mehr. Ebenso können moderne Medizintechnikgeräte Vorteile gegenüber Konkurrenten generieren. Aber auch diese halten nur so lange an, wie andere nicht ein gleichartiges Gerät erwerben. Derartige Erfolgsquellen sind daher nur von begrenzter strategischer Bedeutung. Nachhaltiger Erfolg hingegen erfordert langfristig wirksame Wettbewerbsvorteile, deren strategischer Wert darin besteht, dass die ihnen zu Grunde liegenden Ressourcen und Fähigkeiten durch folgende Faktoren geschützt sind:

- **Seltenheit** – Die Ressourcen, die für jedermann erhältlich sind, bieten keine langfristigen Vorteile. Nur selten vorkommende Ressourcen können Vorteile im Wettbewerb bewirken.
- **Immobilität** – Vorteilhafte Standorte z. B. sind nicht transportierbar. Experten hingegen sind mobil und können leicht zwischen Unternehmen wechseln.
- **Schwer substituierbar** – Die jeweilige Ressource sollte nicht durch andere, leicht verfügbare ersetzt werden können. Wenn Ärzte auf dem Arbeitsmarkt knapp werden, besteht die Möglichkeit, Arztstellen durch nichtärztliches Personal zu besetzen, das jene nicht-ärztlichen Aufgaben übernimmt, die bisher von Ärzten ausgeübt wurden. Hier ist Substituierbarkeit gegeben.
- **Beständigkeit** – Da der Aufbau wertvoller Ressourcen oft mit erheblichem Mitteleinsatz verbunden ist, muss ein gewisses Maß an Beständigkeit erreicht werden, damit der Einsatz sich rentiert.
- **Komplementarität** – Ressourcen, die nur im Zusammenwirken mit anderen Ressourcen eine hohe Besonderheit erlangen, können für sich allein nicht unbedingt als wertvoll gelten (Beispiel Fußballstar). Erst ein adäquates Umfeld verleiht diesen Ressourcen ihren besonderen Wert, weshalb sie durch Mitbewerber nicht ohne weiteres genauso effektiv eingesetzt werden können.
- **Geringe Handelbarkeit** – Ressourcen, die nicht auf Märkten gehandelt werden können, sind Ursache von Einzigkartigkeit. Vertrauen zwischen Management und Mitarbeitern beispielsweise kann nicht eingekauft und auch nicht verkauft werden.
- **Schwer imitierbar** – Vor allem die aus der Kombination von Ressourcen über längere Zeiträume geborenen Kompetenzen eines Unternehmens sind kurzfristig durch andere Unternehmen nicht nachahmbar.
- **Kausale Ambiguität** – Sofern für die Konkurrenz die Quelle des Wettbewerbsvorteils nicht ersichtlich ist, kann diese auch nicht nachgeahmt werden. Da der Vorteil in der Regel aus dem komplexen Zusammenspiel verschiedener Ressourcen und Fähigkeiten erwächst, ist sogar das Unternehmen selbst häufig nicht in der Lage anzugeben, wie die darauf basierenden Wettbewerbsvorteile erzielt werden. Das Unwissen darüber, wie der erfolgreiche Einsatz der Ressourcen insgesamt zustande kommt, ist der beste Schutz vor Nachahmung, da das Wissen nicht weitergegeben und

durch andere Firmen verwendet werden kann. Verbunden mit dieser Unsicherheit über den Inhalt des eigenen „Erfolgsrezepts“ ist häufig die Uneinigkeit des Managements über den richtigen Weg zum Erfolg. Zahlreiche Studien belegen, dass das Fehlen einer geeinten „Erfolgslogik“ unter den Entscheidern eines Unternehmens einen hohen strategischen Wert hat. Das fehlende Verständnis der Manager für den Zusammenhang zwischen Ressourceneinsatz und wettbewerblichem Erfolg erhöht die Vielfalt der Ansichten und damit die Wahrnehmungs- und Reaktionsfähigkeit beim Aufkommen unerwarteter Situationen (Prahalad und Bettis 1986).

Das Unwissen über das in einem Unternehmen eingesetzte „Erfolgsrezept“ verhindert jedoch zugleich, dass die erfolgreichen Methoden im eigenen Unternehmen multipliziert werden können. King und Zeithaml haben dieses Phänomen in einer Studie mit 96 Krankenhausmanagern untersucht und kommen zu dem Ergebnis, dass die tief in der Unternehmenskultur und -struktur verankerten Quellen für Wettbewerbsvorteile dem Unternehmen selbst in ihrer Funktionsweise nicht bewusst sind, was auf der einen Seite als Schutz gegen Imitation wirkt, auf der anderen Seite jedoch die erfolgreiche Ausweitung der erfolgreichen Strategien innerhalb des Unternehmens behindert (King und Zeithaml 2001). Es kommt auch hier – wie in allen Bereichen – auf die richtige Mischung an.

Amit und Schoemaker verwenden für die Kombination von Ressourcen und Fähigkeiten des Unternehmens, die die oben genannten Kriterien erfüllen, den Begriff der *strategischen „assets“*[35]. In Analogie zu den Wettbewerbskräften von Porter (s. Kap. III.2), die durch ihre Ausprägungen die Profitabilität einer Branche bestimmen, sind es aus der Sicht der ressourcenorientierten Theorie die oben genannten „Mechanismen der Isolation“, die die strategischen assets zur Quelle von Wettbewerbsvorteilen und zur Ursache höherer Gewinne machen.

Der Entwicklung von strategischen assets liegen eine Vielzahl von mehr oder weniger inkrementellen Entscheidungen des Managements zu Grunde, die in Wechselwirkung mit den übrigen Teilen des Unternehmens jene Besonderheiten hervorbringen, die den einzigartigen Charakter eines Unternehmens ausmachen. Von besonderer Bedeutung für das Verständnis der strategischen assets ist die Tatsache, dass die Entscheidungen des Managements von drei wesentlichen Faktoren beeinflusst werden (Schoemaker und Amit 1996, S. 200):

- **Unsicherheit** – Aufgrund der Unsicherheit zukünftiger Ergebnisse und Entwicklungen treffen Manager Entscheidungen vor dem subjektiven Hintergrund ihrer Einschätzungen der Zukunft.

35 Asset = Vermögen, Vermögenswert, Vermögensgegenstand, Anlage, Anlagegut, Aktivposten

- **Komplexität** – Die Vielzahl der miteinander wechselwirkenden Elemente macht die Berechenbarkeit von Maßnahmen unmöglich. Erfolgreiche Konfigurationen werden vielmehr durch schrittweises Herantasten, Ausprobieren und Lernen erreicht.
- **Konflikt** – Die Umsetzung von Entscheidungen des Managements tangieren, insbesondere wenn es Veränderungen im Bereich der Unternehmensressourcen betrifft, immer die Interessen von Unternehmenseinheiten und Mitarbeitern. Das Ergebnis der Entscheidungen wird daher immer durch Interessenskonflikte beeinflusst sein.

So ist es auch verständlich, dass keine zwei Manager in ein und der gleichen Situation zu den gleichen Entscheidungen bezüglich der Auswahl und Entwicklung von Ressourcen und Fähigkeiten kommen werden. Das Zustandekommen werthaltiger Fähigkeiten von Unternehmen ist einer rationalen Erklärung ex ante nicht zugänglich. Erst im Nachhinein kann festgestellt werden, welches Set an Entscheidungen zu positiven Ergebnissen geführt hat. Daraus kann jedoch nicht abgeleitet werden, dass diese in Zukunft erneut zum Erfolg führen. Und genau aus diesem Grunde werden all diejenigen Manager von der Managementforschung enttäuscht werden, die von ihr konkrete Konstruktionsanleitungen für den Aufbau strategischer assets erwarten.

Eine provokante These – „Strategie ist deshalb Strategie, weil man nicht sagen kann, was sie ist!"

Wenn das Wesen von strategischen assets darin besteht, dass ihr Wert umso höher ist, je weniger ihr Zustandekommen verstanden und beschrieben werden kann, dann führt dies zu dem ungewöhnlichen Schluss, dass Strategien – verstanden als erfolgreiche Wege zu dauerhaftem Überleben im Wettbewerb – nur so lange Strategien sind, so lange man nicht in der Lage ist, ihre Erfolgswirkung schlüssig zu erklären. Wäre dies möglich, könnte jedes Unternehmen von dieser „Herstellungsmethode" Gebrauch machen. Überlebensvorteile für die Zukunft können jedoch aus allgemein verfügbaren Rezepten nicht gewonnen werden. Das Wesen strategischer Vorteile scheint genau darin zu bestehen, dass eine Theorie darüber, wie sie erreicht werden können, nicht existieren darf.

Dass die Zusammenhänge, die für eine dauerhafte Existenz eines Unternehmens auf dem Markt verantwortlich sind, einer vollständigen rationalen Erklärung entzogen sind, deckt sich mit den Erfahrungen der Naturwissenschaftler, die auch das Phänomen „Leben" rational nicht erfassen oder erklären können.

Erfolg und Erfolgspotentiale für das Unternehmen stellen sich in dem Maße ein, indem die strategischen assets auf die branchenspezifischen Bedingungen (strategischen Positionen) zugeschnitten sind und zugeschnitten bleiben. Auf diese Weise werden der „Market Based View" und der „Ressource Based View" als komplementäre Seiten eines dynamischen Erfolgsmodells vereint

(s. Abb. 23). In Abhängigkeit von den Umweltverhältnissen und der Veränderungsdynamik des Umfelds kann es erforderlich sein, den Schwerpunkt der Betrachtung zu der einen oder anderen Seite zu verlagern.

Stationäre Kurzzeitbehandlung als strategisches asset

Neue Technologien erfordern oftmals neue Fähigkeiten. Dabei geht es jedoch nicht nur um die Beherrschung der neuen Technologien, sondern auch um die Bewältigung aller übrigen Aspekte ihres Einsatzes. Die minimal-invasive Operationstechnik erfordert vom Chirurgen ein umfangreiches Training, da es gegenüber dem offenen Operieren andere Ansprüche an die Koordination von Auge und Hand stellt. Die Folgewirkung eines intensiven Einsatzes der minimal-invasiven Technik besteht jedoch nicht nur darin, dass die Patienten mit dem kosmetischen Ergebnis zufriedener sind. Aufgrund des geringeren Operationstraumas reduzieren sich die Verweilzeiten im Krankenhaus drastisch. Die daraus resultierenden organisatorischen Anforderungen an eine Einheit, die derartige Behandlungen in großem Umfang durchführt, sind für die erfolgreiche Arbeit eines kurzzeitchirurgischen Zentrums von höchster Bedeutung. Innerhalb von ein bis zwei Tagen müssen Aktivitäten koordiniert werden, für die zuvor eine Woche oder länger zur Verfügung stand. Nur ein fachlich und organisatorisch eingespieltes Team ist in der Lage, den Nutzen der Schlüssellochchirurgie vollständig zum Tragen kommen zu lassen. Das „Einspielen" eines Teams wiederum ist ein Lernprozess, der – da er nicht auf dem Markt erworben werden kann – Zeit beansprucht.

Einen befähigten Chirurgen, der minimal-invasive Eingriffe mit guter Qualität durchführt, wird man auf dem „Markt" finden können. Damit ist allerdings das Geschäftsfeld „Kurzzeitchirurgie" noch keineswegs wettbewerbsfähig. Die Vorteile im Wettbewerb entstehen erst aus dem komplexen Gefüge fachlicher, organisatorischer und kultureller Faktoren, die in der Zusammenarbeit von Menschen im Unternehmen zum Einsatz kommen.

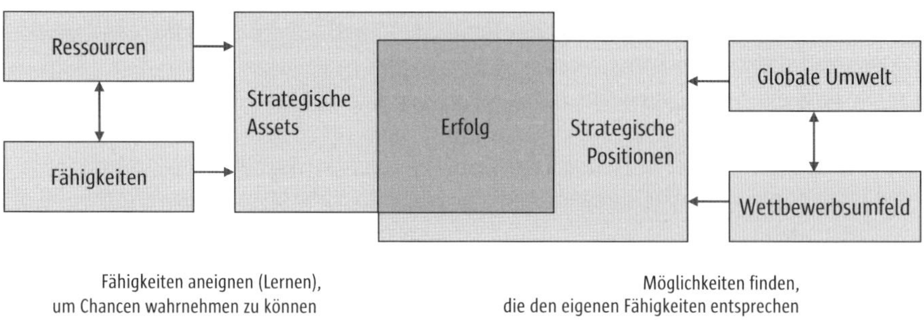

Abb. 23 Erfolg als Schnittmenge zwischen strategischen Assets und strategischen Positionen

2.3 Kernkompetenzen

Hamel und Prahalad haben in den 1990er Jahren dem Ansatz des „Resource Based Views“ zu weltweitem Durchbruch verholfen und ihn zu einem Konzept der Kernkompetenzen (core comptencies) weiterentwickelt. Dieses Konzept sieht die wesentliche Bedeutung nicht nur im Aufspüren, in der Auswahl und im Erwerb von strategisch wertvollen Ressourcen, sondern fokussiert auf die Befähigung, die *Ressourcen zu Kernkompetenzen* zu kombinieren. Ressourcen bilden die Grundlage, aber die besondere Komposition führt zum Erfolg.

Ein erfolgreicher Koch beherrscht selbstverständlich die Auswahl der richtigen Zutaten; seine eigentliche Kunst besteht jedoch vor allem darin, diese zu einem schmackhaften Menü zu vereinen. Diese Fähigkeit erlaubt es ihm, Gerichte verschiedenster Art mit hoher Qualität herzustellen.

Kernkompetenzen von Unternehmen sind das Ergebnis eines kollektiven Lernprozesses und bilden die Grundlage für die Entwicklung von Produkten unterschiedlichster Art auf unterschiedlichsten Märkten. Die Integration spezialisierter Ressourcen und Fähigkeiten aus den verschiedensten Bereichen des Unternehmens – vor allem auch in diversifizierten Unternehmen – führt zur Ausbildung von Kernkompetenzen. Der Wettbewerb wird langfristig als Wettbewerb um den Aufbau von Kernkompetenzen geführt und nicht unbedingt um überlegene Produkte. Erfolgreiche Produkte sind lediglich ein Ergebnis wettbewerbsfähiger Kernkompetenzen. Es ist die Fähigkeit des Unternehmens, unterschiedliche Lösungstechnologien sowie das explizite und implizite Wissen der Mitarbeiter in einer Weise zu bündeln, die über langfristigen Erfolg entscheidet.

Casio führte sein Wissen und seine Erfahrung über Miniaturisierung, Mikroprozessortechnik und Materialkunde zusammen und entwickelte auf dieser Basis Taschenrechner, Mini-Fernseher und digitale Uhren. Canon kombinierte das Know-how über Optik, Bildverarbeitung und Mikroprozessortechnik und entwickelte auf dieser Grundlage Kopiergeräte, Laserdrucker, Kameras und Scanner.

Hamel und Prahalad erklären das Model der Kernkompetenzen anschaulich an einem Beispiel:

> *„Das diversifizierte Unternehmen ist ein großer Baum. Der Stamm und die wichtigsten Äste sind die Kernprodukte, die kleineren Zweige die Geschäftseinheiten; die Blätter, Blüten und Früchte sind die Endprodukte. Das Wurzelsystem, das für Nahrung, Halt und Stabilität sorgt, sind die Kernkompetenzen. Man kann die Stärke der Konkurrenten übersehen, indem man nur ihre Endprodukte betrachtet, so wie einem die Stärke des Baums entgehen kann, wenn man sich nur seine Blätter ansieht.“*
> *(Prahalad und Hamel 1990, S. 248)*

2.4 Von Fitness zu Stretchness

Die klassische Strategielehre arbeitet mit dem schon erwähnten Fit-Konzept (s. Kap. II.1.5). Dabei ist es die Aufgabe von Strategien, dauerhaft eine Passung zwischen den Stärken des Unternehmens und den Chancen der Umwelt herzustellen. Die strategischen Ziele werden dabei auf die Ressourcen und Fähigkeiten des Unternehmens zugeschnitten.

Die kompetenzorientierte Sicht des strategischen Managements allerdings vertritt die Auffassung, dass erfolgreiche Unternehmen eine Vision zum Leben erwecken, die mit strategischen Zielen verbunden ist, die über die verfügbaren Ressourcen hinausgehen und Fähigkeiten erfordern, die in dem erforderlichen Ausmaß nicht vorhanden sind. Die Spannung, hervorgerufen durch den Unterschied zwischen den angestrebten Zielen und den aktuell vorhandenen Ressourcen und Fähigkeiten, bildet die Triebkraft für den Ausbau und die Entwicklung neuer Kompetenzen und Lösungen, die schließlich die Ursache für den unternehmerischen Erfolg darstellen. Die Aufgabe des Managements besteht darin, die Lücke zwischen der Realität und einer attraktiven Vision in eine Sehnsucht des Unternehmens zu verwandeln, die ähnliche Kräfte freisetzt, wie Sehnsucht beim einzelnen Menschen es vermag.

> ***„Wenn du ein Schiff bauen willst, dann rufe nicht deine Männer zusammen, um Holz zu beschaffen und die Arbeit zu verteilen, sondern lehre sie die Sehnsucht nach dem weiten, unendlichen Meer."***
>
> ***Antoine de Saint Exupérie***

Aus dieser Perspektive betrachtet, muss die Entscheidung über die Allokation von Ressourcen zwischen alternativen Einsatzmöglichkeiten ergänzt werden durch das Streben, die Wirksamkeit des Einsatzes von Ressourcen zu erhöhen und die Fähigkeiten und Kompetenzen zu steigern.

Nicht die Anpassung der Ziele an die Fähigkeiten des Unternehmens, sondern die Anpassung der Fähigkeiten an die Erfordernisse ehrgeiziger Ziele führt zum Erfolg und muss daher Inhalt strategischer Bemühungen sein.

Die einst auf die Außenwelt gerichteten Aufgaben des Managements verlagern sich mit der Aneignung dieser Perspektive zunehmend auf die Entwicklung der Kräfte des Unternehmens, die das Ergebnis eines gemeinsamen Lernprozesses sind, der verstanden und bewusst gefördert sein will.

„From Fit to Stretch" – so haben Hamel und Prahalad (Hamel und Prahalad 1998, S. 200) den erforderlichen Wandel im strategischen Denken benannt.

Nicht der Mangel an Ressourcen, sondern der Mangel an Ehrgeiz unterscheidet erfolglose von erfolgreichen Firmen. Das Unternehmen für Ziele und Visionen zu begeistern und den Glauben an die Erreichbarkeit herzustellen hat zur Folge, dass das Unternehmen schrittweise diejenigen Fähigkeiten erlernt und Lösungen entwickelt, die es auf dem Weg zum Ziel benötigt. Denn – wie Antoine de Saint-Exupéry erkannt hat – *„es gibt keine Lösungen im Leben. Es gibt Kräfte in Bewegung: die muss man schaffen; die Lösungen folgen nach.“*

„Maru C“ – Komatsu und Caterpillar

Die Erfolge japanischer Firmen auf dem Weltmarkt werden vor allem auf den oben genannten Aspekt strategischen Denkens und Handelns zurückgeführt. Analysen des Wettbewerbsumfelds in der amerikanischen Automobil-Branche in den 1950er Jahren hätten sicherlich keine attraktiven Gewinnaussichten ergeben. Japanische Automobilhersteller hätten unter strenger Beachtung des „Market Based View“ nie den Eintritt in den amerikanischen Automobilmarkt wagen dürfen. Aber ihre Denk- und Herangehensweise war offensichtlich anders geprägt: Sie waren in der Lage, starke Visionen zu entwickeln, die sie in Verbindung mit einer starken Unternehmenskultur in die Lage versetzten, „aus dem Nichts heraus“ etablierte Weltmarktführer zu verdrängen.

Anfang der 1960er Jahre setze sich der japanische Maschinenhersteller Komatsu das abwegige Ziel, den Weltmarktführer Caterpillar zu verdrängen. „Maru C“ wurde das Ziel benannt, was soviel bedeutet wie „Caterpillar einkreisen“. Die amerikanische Firma Caterpillar genoss ein hohes Ansehen aufgrund der Qualität ihrer Maschinen und des gebotenen Services. Mit 50 % beherrschte es den Weltmarkt. Komatsu hingegen war mit einer beschränkten Produktpalette und eher minderer Produkt- und Servicequalität ausschließlich auf dem japanischen Markt aktiv. Eine wirkliche Vorstellung davon, wie das gesteckte Ziel zu erreichen wäre, hatten wohl auch die beiden Inhaber (Vater und Sohn) zum damaligen Zeitpunkt nicht.

Zwanzig Jahre später jedoch hielt Komatsu einen Weltmarktanteil von 25 % und erzielte Gewinne in Höhe von 95 Mio. $, während Caterpillar mit 42 % Marktanteil 428 Mio. $ Verluste hinnehmen musste (Lombriser und Aplanalp 1997, S. 322).

V

Strategie – Integration von Unternehmen und Umwelt

1 Produkt-Lebenszyklus – Leben kommt und Leben vergeht

Unternehmen stehen über den Nutzen, den sie für ihre Umwelt stiften, mit dieser in Verbindung. Ihre Leistungen, ob materieller oder nicht-materieller Art, sind die Voraussetzung dafür, dass die für das Überleben des Unternehmens erforderlichen Ressourcen – und auch diese können materieller und nicht-materieller Natur sein – dem Unternehmen aus seiner Umwelt zufließen. Dauerhaftes Überleben setzt voraus, dass die vom Unternehmen hergestellten Produkte und Leistungen auch dauerhaft die Bedürfnisse der Kunden erfüllen. Angesichts der fortschreitenden Veränderungen und Entwicklungen ist jedoch davon auszugehen, dass sich die Ansprüche und Bedürfnisse der Kunden im Laufe der Zeit verändern. Zugleich sind aber auch Unternehmen ständig bemüht, die Ansprüche ihrer Kunden durch neue Produkte in größerem Umfang zu befriedigen.

Produkte sind Kinder einer Beziehung

Produkte werden gezeugt durch die Vereinigung von Angebot und Nachfrage. Sie sind das Ergebnis einer fruchtbaren, nicht immer konfliktfreien Beziehung zwischen dem Unternehmen und seiner Umwelt. Von Nöten sind gegenseitiges Verständnis und das Bemühen, einen gemeinsamen Nutzen zu stiften. Die „Schwangerschaft“, während der sich das Produkt entwickelt und Form annimmt, endet schließlich mit der „Geburt“. Das Produkt erblickt das Licht der Welt. Es beginnt der Zyklus seines Produktlebens im Markt.

Diese beiden parallel verlaufenden Veränderungsprozesse auf Kunden- und auf Anbieterseite führen dazu, dass Produkte als Träger des Kundennutzens einen Lebenszyklus durchlaufen, der mit der Geburt beginnt und mit dem Tod endet. Während ihres Produktlebens durchlaufen sie verschiedene Phasen, die je nach Produkt unterschiedlich lange andauern. Auch wenn das Konzept des Produkt-Lebenszyklus nicht den Anspruch auf Allgemeingültigkeit erheben kann, so soll es uns im folgenden dazu dienen, weitere Aspekte des strategischen Managements zu beleuchten, die der Erhaltung des für das Überleben erforderlichen Gleichgewichts zwischen Leistung und Gegenleistung dienen.

Die sechs Phasen eines Produktlebens (s. Abb. 24) sind durch folgende Merkmale gekennzeichnet:

- **Entwicklungsphase** – Sie umfasst die Entwicklung des Produkts bis zur Markteinführung. In dieser Phase fallen ausschließlich Kosten an für die Entwicklung und für das vorbereitende Marketing.
- **Einführungsphase** – Nach erfolgreicher Markteinführung nimmt mit verkaufter Stückzahl der Umsatz zu, so dass die Kosten zwar noch nicht vollständig, aber zunehmend durch die Erlöse gedeckt werden.
- **Wachstumsphase** – Der mit weiterhin ansteigendem Absatz verbundene Umsatz übersteigt die Herstellungskosten, so dass nun Gewinne erzielt werden.
- **Reifephase** – Das Umsatzwachstum stagniert und geht aufgrund zunehmender Konkurrenz langsam zurück. Der in dieser Phase erzielte Gewinn ist am höchsten.
- **Sättigungsphase** – In dieser Phase beginnt die Nachfrage nach dem Produkt nachzulassen. Der Markt schrumpft. Trotzdem werden in dieser Phase noch Gewinne generiert.

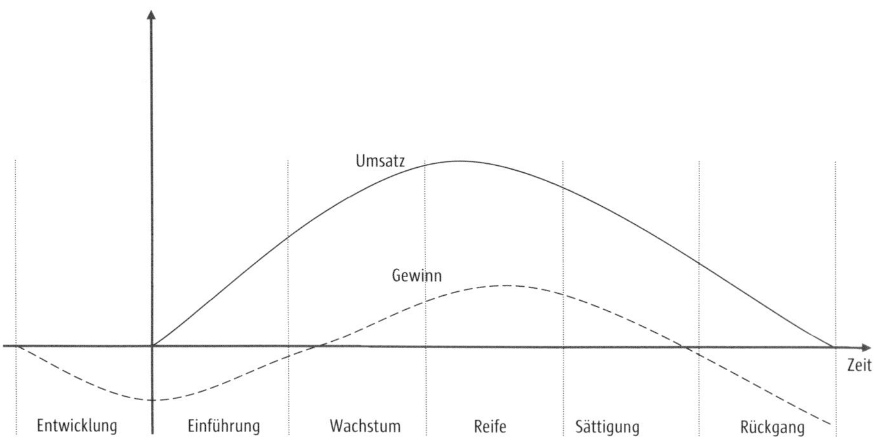

Abb. 24 Die Phasen des Produkt-Lebenszyklus

- **Rückgangsphase** – Die Umsätze gehen nun aufgrund nachlassender Nachfrage soweit zurück, dass die Erlöse die Kosten nicht mehr decken. Die Entscheidung, das Produkt vom Markt zu nehmen, beendet den Lebenszyklus.

In Memoriam

Die Liste nicht mehr existierender Produkte ist lang. Auch im Gesundheitswesen werden ständig diagnostische und therapeutische Methoden durch neue Lösungen abgelöst. Wenn ihre Zeit gekommen ist, ziehen sie sich vom Markt zurück und überlassen das Feld der nachfolgenden Generation.

Das Produkt „offene Gallenblasenentfernung" wurde durch die „minimal-invasive Gallenblasenentfernung" ersetzt. Die stationäre Katarakt-Operation ist nahezu ausgestorben und wird durch die ambulante Operation substituiert. Die Magen-Operation als Behandlung des chronischen Ulkus ist der Behandlung mit säureblockierenden Medikamenten gewichen. Ähnlich dem Walkman, dem Plattenspieler und dem analogen Fotoapparat, die allesamt ihren Lebenszweck erfüllt haben und heute fast nur noch in unserer Erinnerung existieren.

Es ist jedoch nicht allen Produkten vergönnt, das Alter der Reife zu erlangen und einen vollen Lebenszyklus zu durchlaufen. Manche Produkte sind aufgrund einer zu schwachen Konstitution oder aber auch durch „Unfälle im frühen Kindesalter" aus dem Markt geschieden.

„Wir haben die Gesamtstrategie für die HD-DVD[36] *überdacht und sind zu dem Schluss gekommen, HD-DVD-Player und -Recoder nicht weiterzuentwickeln, herzustellen und zu vermarkten",* gab Atsutoshi Nishida, Präsident und CEO der Toshiba Corporation, am 17.2.2008 bekannt. 2006 brachte Toshiba den ersten Player für die HD-DVD auf den Markt. Schon zwei Jahre später entschied Toshiba sich zum Rückzug und musste einen Verlust von mehr als 600 Mio. € in Kauf nehmen. Wie kam es dazu?

Seit 2005 wetteiferten die beiden DVD-Nachfolgeformate HD-DVD und Blu-Ray Disk um die Gunst der Kunden. Am 4.1.2008 erklärte Warner Bros. Entertainment, dass es seine Filmproduktionen zukünftig ausschließlich auf *Blu-Ray Disk* veröffentlichen würde (TimeWarner 2008). Aufgrund des großen Einflusses von Warner Bros. Entertainment auf dem DVD-Film-Markt wurde mit dieser Entscheidung das Wettrennen um die Nachfolge der DVD beendet. Ob die Blu-Ray Disk ihr Überleben einer überlegenen Technik und einem höheren Endkunden-Nutzen verdankt oder einem durch die Kollision von Interessen der Filmindustrie verursachten „Unfalltod" der HD-DVD zuzuschreiben ist, ist kaum zu beurteilen.

Über die Gründe für das Überleben des in den 70er Jahren eingeführten analogen *VHS*-Videoformats wird auch heute noch heftig diskutiert. Möglicher-

36 Die **H**igh **D**ensity **D**igital **V**ersatile **D**isc sollte mit einer Speicherkapazität von 30 GB die Nachfolge der DVD antreten und die Speicherung und Wiedergabe von Filmen in hochauflösender Qualität ermöglichen.

weise lag es nicht an einer schlechteren, sondern an einer zu hohen Bildqualität des Konkurrenzformats *Betamax*, das von Sony noch heute im professionellen Videogeschäft zum Einsatz kommt. Die Interessenkollision zwischen der Filmindustrie und den privaten Haushalten fand schließlich darin seinen Ausdruck, dass Universal-Studios und Walt Disney Productions gegen Sony wegen der Einführung des Betamax-Videorekorders geklagt hatten. Und der Anlass für die Klage? Beihilfe zum Raubkopieren!

In der Sprache der Gesundheitswissenschaften würde man das Betamax-Phänomen folgendermaßen beschreiben: Es waren möglicherweise die *unerwünschten Nebenwirkungen* auf die Filmindustrie, die das Überleben des Produkts verhindert haben. Ein Produkt hat – wie auch das Unternehmen – nicht nur einen Kunden, sondern viele. Alle wollen sie gesehen und mit ihren Interessen gebührend berücksichtigt werden.

Auch der *Robodoc*® ist an seinen Nebenwirkungen gescheitert. Das computergestützte Navigations- und Frässystem war in der Lage, eine so passgenaue Fräsung des Oberschenkelknochens für den Einsatz eines Hüftprothesenschafts herzustellen, wie sie durch die manuelle Fräsung des Chirurgen niemals erreicht werden konnte. Allerdings stellte sich mit zunehmendem Einsatz dieser Methode heraus, dass vermehrt Muskel- und Nervenschädigungen zu beobachten waren, die zu zahlreichen Haftpflichtprozessen und schließlich zum Rückzug des *Robodocs*® führten. Ob diese Nebenwirkungen dem Produkt oder der unzureichenden Fähigkeit des Chirurgenteams im Umgang mit der Technik zuzuschreiben sind, ist hier von untergeordneter Bedeutung. Auf folgendes kommt es an: Nicht nur die Interessen des Oberschenkelknochens, der auf eine hochgradig anliegende Prothese Wert legt, sondern auch die der übrigen Anspruchs- bzw. Organgruppen sind zu beachten, insbesondere dann, wenn es sich um diejenigen Gruppen handelt, die zum Laufen wesentlich beitragen, indem sie das Bein bewegen.

2 Produktportfolio

Welche Konsequenzen leiten sich aus dem Konzept des Produktlebenszyklus und der Erkenntnis über das vorzeitige Ableben von Produkten ab? Wenn Produkte nur eine begrenzte Lebenszeit haben, muss ein Unternehmen darauf bedacht sein, schon während der Lebenszeit des einen Produkts die Entwicklung eines weiteren Produkts in Angriff zu nehmen, damit das Unternehmen nicht mit dem Sterben des einen Produkts zu Grunde geht. Es muss dafür sorgen, kontinuierlich eine gewisse Anzahl von Produkten in jeder der Phasen des Lebenszyklus vorzuhalten. Mit den Überschüssen der gewinnbringenden Produkte muss es die Entwicklung von zukünftigen Produkten finanzieren und in der Lage sein, die Verluste aufzufangen, die mit der Investition in Produkte verbunden sind, die vor dem Erreichen der Reife vom Markt genommen werden. Mit den heutigen Gewinnen werden auf diese Weise die Potentiale für die Gewinne in der Zukunft finanziert.

Finanzielle Überschüsse, die aus der Nutzung von Erfolgspotentialen in der Gegenwart erzielt werden, dienen primär dem Aufbau von Erfolgspotentialen, deren spätere Nutzung den Gewinn in der Zukunft „generiert". Es handelt sich also um den Erhalt des Unternehmens durch die Herstellung eines Gleichgewichts zwischen den „Generationen" von Produkten. Die Ähnlichkeit zur Funktion der Familienplanung in der Gesellschaft ist nicht zufällig.

Die Ansammlung von Produkten eines Unternehmens nennen wir *Produktportfolio*. Im Idealfall ist das Portfolio so zusammengesetzt, dass die ressourcenverzehrenden jungen Produkte durch die Überschüsse der reifen Produkte entwickelt und „groß gezogen" werden, bis sie schließlich selbst wieder zur Entwicklung der nächsten Produktgeneration beitragen.

Zukunftsfähigkeit organischer Systeme

Die Zukunftsfähigkeit organischer Systeme, die sich in einem dynamischen Gleichgewicht mit Ihrer Umwelt befinden, ist davon abhängig, dass die aktuelle Energie- und Stoffzufuhr den Bedarf des Organismus für den Strukturerhalt, für die Strukturveränderung, für ein ggf. erforderliches Wachstum sowie für die notwendige Mobilität decken. Die ausgewogene Verteilung der zugeführten Energie auf den Bedarf für den Strukturerhalt (operatives Geschäft), die notwendige Strukturveränderung und Bewegung (strategisches Geschäft) stellt sicher, dass der Organismus trotz der sich im Laufe der Zeit verändernden Umwelt auch in Zukunft einen Zustand behält und ein Umfeld vorfindet, in dem es ihm möglich ist, die erforderliche Energiemenge zuzuführen.

Für Unternehmen oder Geschäftseinheiten bedeutet dies auf Ebene der Produkte, dass sie die aus dem Absatz der Produkte erzielten Erlöse in adäquatem Umfang für die gegenwärtige Befriedigung von Anspruchsgruppen (dazu zählt auch die Befriedigung der finanziellen Bedürfnisse von Kapitalgebern durch Gewinnausschüttung), also für die operative Tätigkeit sowie für die notwendigen Struktur- und Positionsveränderungen des Unternehmens aufteilen und verwenden müssen, um in einem zukünftig veränderten Marktumfeld dieses Gleichgewicht der Mittelverwendung ebenso herstellen zu können.

Beim Menschen wird Energie, die durch Mangel an Wachstum oder Bewegung nicht ausgeschöpft wird, in Form von Fett als Energiereserve gespeichert. Dieser Mechanismus führt – wenn der Energieüberschuss anhält – schließlich zu Fettleibigkeit und Übergewicht. Fettleibigkeit wiederum schränkt die Bewegungs- und Anpassungsfähigkeit des Körpers deutlich ein und ist Ursache von Folgekrankheiten, die das Leben in der Zukunft belasten. Übermäßige Einsparung von Energie in der Gegenwart unter der Vorstellung, diese in Notzeiten verwenden zu können, hat also die Gefährdung der Zukunft zur Folge. Unternehmen, die auf Dauer zu hohe Gewinnrücklagen bilden, dürften ein ähnliches Schicksal erleiden.

Aber auch das umgekehrte Phänomen ist zu beobachten: Wird der Körper durch zu viel Bewegung oder auch energieverzehrende Krankheiten (z. B. Krebs als Form einer übermäßigen und unkontrollierten Strukturveränderung) geschwächt, ist er nicht mehr in der Lage, den für das tägliche Überleben erforderlichen Energiehaushalt aufrecht zu erhalten. Unternehmen, die durch interne Ineffizienzen belastet sind, zu viele neue Produkte in der Entwicklung haben oder sich in zu großem Maße auf jungen Märkten „bewegen“, gefährden ihre Zukunft, in dem sie die mit den gegenwärtigen Aktivitäten verbundenen Kosten nicht decken können und die Zukunft schließlich nicht mehr erleben. Die New-Economy ist sicherlich bereit, Beispiele zu liefern.

Das Management von Produktportfolios ist, da es der Zukunftssicherung von Unternehmen dient, originärer Bestandteil des strategischen Managements. Portfolio-Analyse und Portfoliomanagement sollen durch die Entwicklung und Umsetzung aufeinander abgestimmter Produkt-Markt-Strategien sicherstellen, dass das Wachstum zukunftsträchtiger Produkte durch die Gewinne aus reifen Produkten in einem fortlaufenden Prozess finanziert werden kann.

Die gleiche Logik des Portfoliomanagements kommt zum Einsatz, wenn diversifizierte Unternehmen mit einem Portfolio verschiedener Geschäftseinheiten oder auch Konzerne mit einem Portfolio von Unternehmen betrachtet werden. Die primäre Aufgabe von Portfoliomanagement besteht auch hier darin, ein Gleichgewicht zwischen Aktivitäten in wachsenden, reifen und rückläufigen Marktausschnitten herzustellen. Für das Unternehmen besteht die Aufgabe darin, eine für Portfolio-Betrachtungen *angemessene Objektebene* zu finden. Einzelprodukte, die möglicherweise sehr ähnlich zueinander sind und hohe Interdependenzen aufweisen, müssen in Produktgruppen oder -familien zusammengefasst werden. Je nach Branche und Organisation des Unternehmens können auch Geschäftseinheiten das Objekt der Portfolio-Analyse darstellen. Im weiteren Verlauf soll im Kontext des Portfoliomanagements der Begriff „Produkt“ stellvertretend für den allgemeinen Begriff des „Objekts“ verwendet werden.

3 Portfolio-Matrix – Umwelt und Unternehmen in einem Bild

Fester Bestandteil des Portfoliomanagements ist die Portfolio-Analyse, die dem Management dazu dient, sich einen Überblick zu verschaffen über die existierenden Portfolio-Bestandteile und ihren jeweiligen Beitrag zum aktuellen und zukünftigen Erfolg. Für diesen Zweck wird eine Matrix-Darstellung gewählt, in der die Portfolio-Bestandteile (Produkte oder auch Geschäftseinheiten) entlang der beiden Dimensionen Umwelt und Unternehmen positioniert werden. Diese beiden Dimensionen bilden das Grundkonzept der Portfolio-Matrix, die in verschiedenen Varianten zum Einsatz kommt.

Aus der Kombination von *Bedürfnissen* der Umwelt und den *Fähigkeiten* des Unternehmens gehen *Erfolgspotenziale* hervor, die durch das Unternehmen ausgeschöpft werden können, indem es Produkte herstellt, die die Bedürfnisse der Kundengruppen befriedigen. Die Nutzung eines bestehenden Erfolgspotenzials ist die Voraussetzung dafür, dass das Unternehmen ausreichend Ressourcen zur Verfügung erhält, um die Kosten des operativen Geschäfts zu decken und zugleich die Voraussetzungen für die Nutzung zukünftiger Erfolgpotenziale herzustellen.

Die gegenwärtige Ausschöpfung von bestehenden Erfolgspotenzialen sichert den kurzfristigen Erfolg und kommt in der kurzfristigen Erfolgsrechnung (Gewinn- und Verlustrechnung) zum Ausdruck. Langfristiger Erfolg jedoch erfordert die Identifikation zukünftiger Erfolgspotenziale und den Aufbau von Fähigkeiten und Produkten, die die Potenziale in der Zukunft nutzen und den kurzfristigen Erfolg in der Zukunft sichern. Der langfristige Erfolg ist demnach das Resultat einer Aneinanderreihung kurzfristiger Erfolge unter den sich stetig verändernden Verhältnisse von Innen- und Umwelt.

Die Portfolio-Matrix soll es nun möglich machen, dass sowohl die Nutzung aktueller Erfolgspotentiale als auch die Adressierung zukünftiger Erfolgspotenziale sichtbar werden und als Grundlage für strategische Überlegungen dienen.

4 BCG-Matrix

Die weitaus größte Bekanntheit erlangte die von der Boston-Consulting-Group entwickelte Portfolio-Matrix, die für die Umweltdimension das *Marktwachstum* einer Branche als Ausdruck der Marktattraktivität und für die Unternehmensdimension den relativen *Marktanteil* als Messgröße für die Befähigung des Unternehmens verwendet.

Der Marktanteil wird für diese Zwecke als relativer Anteil gemessen, bezogen auf den stärksten Konkurrenten. Der Zusammenhang zwischen Marktanteil und Unternehmensstärke beruht auf dem Konzept der Erfahrungslernkurve, dem wiederum die Beobachtung zu Grunde liegt, dass bei einer Verdoppelung der Produktionsmenge die Herstellungskosten um ca. 25 % abnehmen. Ein hoher relativer Marktanteil ist einerseits Ausdruck des erfolgreichen Einsatzes von starken Fähigkeiten des Unternehmens und bedingt andererseits Kostenvorteile, die seine Position gegenüber den Wettbewerbern verbessern.

Man könnte diese Matrix auch Profitabilitäts-Professionalitäts-Matrix nennen, da in ihr die Grundüberzeugungen des „Market Based View" und des „Resource Based View" vereint werden. Dabei ist die „Profitabilität" der Branche Ausdruck der Markt- und Wettbewerbsbedingungen und die „Professionalität" des Unternehmens ein Ergebnis des kompetenten Einsatzes von Ressourcen und Fähigkeiten.

Die Matrix teilt sich in vier Quadranten, die durch die Kombination der Dimensionspole zu Stande kommen und jeweils mit einem ausdrucksstarken Namen versehen sind. Die Größe der für die Produkte oder auch Geschäftseinheiten eingezeichneten Kreise entspricht dem jeweiligen Umsatz (s. Abb. 25).

- **Questionmarks** – sind die Nachwuchsprodukte mit großem Wachstumspotential aber noch geringem Marktanteil. Wenn sie nicht vorzeitig vom Markt genommen werden, gehen sie schließlich über in die Gruppe der

Stars. Die Blu-Ray Disc war bis zur Entscheidung von Toshiba, die Herstellung von HD-DVD-Geräten einzustellen, ein Fragezeichen, das nun in das Star-Stadium übergeht.

- **Stars** – sind Produkte, die sich im aufsteigenden Segment des Produktlebenszykus befinden und durch einen hohen Marktanteil in einem wachsenden Markt gekennzeichnet sind. Trotz des hohen Investitionsbedarfs, der mit dem Ausbau der Produktion verbunden ist, tragen Stars in der Regel mit Überschüssen zum Unternehmensgewinn bei. Im Gesundheitswesen würde man etablierte Behandlungsmethoden für sich ausweitende Krankheiten, für die noch keine alternative Behandlungsformen absehbar sind, in diese Gruppe einordnen. Die Endoprothesen-Implantation bei Hüft- oder Kniearthrosen sei als ein Beispiel genannt.
- **Cash Cows** – sind die Gruppe von Produkten, deren Märkte nicht mehr wachsen, die jedoch aufgrund eines hohen Marktanteils und relativ niedriger Herstellungskosten einen hohen Gewinnbeitrag leisten und daher „gemolken“ werden, bis die Nachfrage soweit zurückgeht, dass kaum mehr Gewinne realisiert werden können. Oftmals ist der Rückgang der Nachfrage dadurch bedingt, dass manche Kundengruppen ihren Bedarf nach dem Produkt schon durch Substitutionsprodukte decken. Aus diesem Grunde wird die stationäre minimal-invasive Leistenbruchoperation an Bedeutung in dem Maße abnehmen, wie die gleiche Operation als ambulante Maßnahme zunimmt. Die ambulante Operation ist in diesem Zusammenhang als ein eigenständiges Substitutionsprodukt anzusehen, da für seine Erstellung – abgesehen von der Operation – andere Ressourcen und Fähigkeiten erfolgskritisch sind.

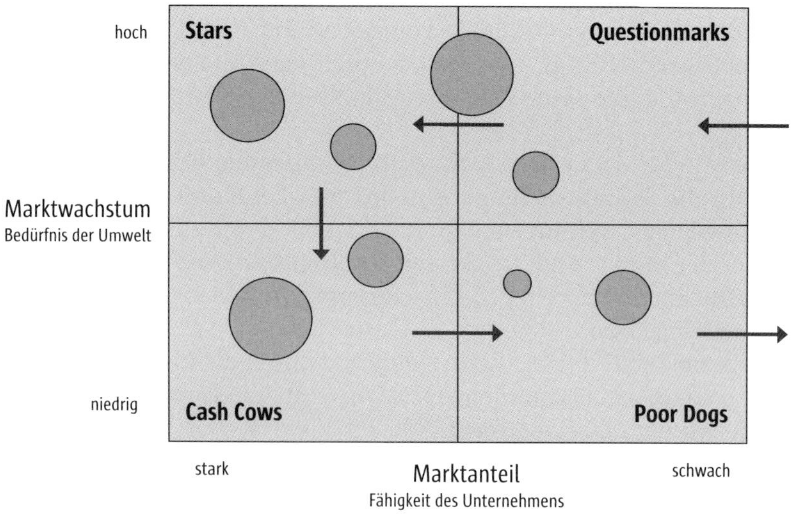

Abb. 25 Marktanteils-Marktwachstums-Matrix der Boston-Consulting-Group (BCG-Matrix)

- **Poor Dogs** – haben schlechte Aussichten. Es handelt sich um Auslaufprodukte, die aufgrund geringer Nachfrage und geringem Marktanteil kaum noch Gewinne erzeugen und vom Markt genommen werden sollten, bevor sie mit Verlusten das Unternehmensergebnis übermäßig belasten.

Aus der Position von Produkten lassen sich auf diese Weise Normstrategien für jedes Stadium ableiten und diskutieren, die von Selektion über Investition und Erhaltung bis zu Liquidation reichen können. Die Matrix sollte eher als eine Diskussions- denn als eine Entscheidungsgrundlage angesehen werden. Wie auch alle anderen Strategie-Tools kann die Portfolio-Matrix den Verständigungsprozess zwischen den an strategischen Entscheidungen Beteiligten unterstützen, so lange man sich darüber im Klaren ist, dass eine Vielzahl relevanter Faktoren zu beachten ist, die das Instrument nicht abzubilden in der Lage ist.

5 Unterschiede zwischen Wertpapier- und Produktportfolio

Der Begriff „Portfolio" leitet sich ab von den lateinischen Begriffen „portare" (tragen) und „folio" (Blatt) und bezeichnet ursprünglich eine Zusammenstellung von Wertanlagen. Im Finanzwesen besteht die Herausforderung darin, das Portfolio so zu gestalten, dass durch eine bestimmte Mischung von Anlagen das Verhältnis zwischen Ertrag und Risiko entsprechend den Bedürfnissen des Investors optimiert wird. H. M. Markowitz hat sich dieser Aufgabenstellung gewidmet und für seine mathematischen Modelle der Portfolio-Optimierung 1990 den Nobelpreis für Wirtschaftswissenschaften erhalten. Seine Erkenntnisse lassen sich jedoch auf Produktportfolios von Unternehmen kaum sinnvoll übertragen. Einige wesentliche Unterschiede, auf die Aloys Gälweiler hinweist, sollen hier kurz angesprochen werden (Gälweiler 2005, S. 76).

Wertpapier-Portfolios lassen sich jederzeit und beliebig umschichten. Produkte hingegen und auch Geschäftseinheiten sind das Ergebnis eines historischen Entwicklungsprozesses, der mit den besonderen Fähigkeiten des Unternehmens eng verknüpft ist. Sie können in der Regel nicht genauso flexibel ausgetauscht werden wie Wertpapiere. Die zu berücksichtigenden Zeiträume, die bei Umschichtungen von Portfolios eines Unternehmens zum Tragen kommen, sind viel länger, da der erfolgreiche Aufbau von Produkten, aber auch die erfolgreiche Übernahme einer Geschäftseinheit immer mit zeitlichem Aufwand verbunden ist. Der Kauf eines Wertpapiers dagegen nicht. Da strategische Entscheidungen auf Wirkungen in der Zukunft angelegt sind, haben sie langfristige Folgen, die mit dem Kauf einer Wertanlage selten verbunden sind. Strategische Portfolio-Entscheidungen rückgängig zu machen ist aufwändig und nicht immer frei von negativen Nachwirkungen.

Ein weiterer Aspekt, der insbesondere auch für Gesundheitsdienstleister von großer Bedeutung ist, besteht in der Abhängigkeit zwischen den Produkten oder auch zwischen den Geschäftseinheiten[37] untereinander. Die Entscheidung für die Heraus- oder Hinzunahme eines Produkts kann sowohl positive als auch negative Folgewirkungen für andere Bestandteile des Portfolios entfalten. Wertpapiere dagegen beeinflussen sich gegenseitig höchst selten.

37 Die Definition der strategischen Geschäftseinheit beinhaltet zwar die Forderung nach einer weitgehenden Unabhängigkeit auf dem Ressourcen- und Absatzmarkt. Wäre diese jedoch vollständig gegeben, würde durch die Diversifikation von Unternehmen in unterschiedliche Geschäftsfelder kein Wettbewerbsvorteil zu erlangen sein. Es sind daher die Synergieeffekte jeglicher Art, die zu Vorteilen im Wettbewerb führen, sofern sie den mit der Diversifikation verbundenen Mehraufwand für die Koordination der Geschäftseinheiten übersteigen.

6 Portfolio-Optimierung im Krankenhaus

Der zunehmende Wettbewerb im Krankenhausmarkt in Verbindung mit dem starken Kostendruck, der von den Leistungsfinanzierern auf die Krankenhäuser weitergegeben wird, führt zu Überlegungen, die sich das Konzept der Portfolio-Matrix in leicht abgewandelter Form zu Nutze machen. Krankenhäuser stehen vor dem Problem, dass sie trotz gedeckeltem Krankenhausbudget bei festgelegten Produktpreisen einen positiven Jahresüberschuss erzielen müssen. Wenn die Umsatzsteigerung im GKV-Geschäft keine Option darstellt, müssen Kosten reduziert werden. Aber auch dem Sparen sind natürliche Grenzen gesetzt. Es bleibt allerdings noch eine Option: Die Konzentration auf Leistungen, die eine möglichst gute Erlös-Kosten-Relation aufweisen („Rosinen picken").

Die inzwischen weit verbreitete Kostenträgerkalkulation im Krankenhaus erlaubt es, produktbezogene Deckungsbeiträge zu berechnen. In Verbindung mit einer adäquaten Engpassbetrachtung können Produkte oder auch Produktgruppen identifiziert werden, die – bezogen auf die Engpassressource – einen hohen Deckungsbeitrag beisteuern. Aber auch „defizitäre" Leistungen kommen auf diese Weise ans Licht. Die Verlockung ist groß, das Portfolio-Modell in leicht veränderter Form anzuwenden (s. Abb. 26).

Das einer Leistung zugeschriebene zukünftige Nachfragepotenzial wird als *Zukunftsaussicht* für die Umweltdimension auf der Ordinate eingestellt. Anstelle des relativen Marktanteils wird der *Deckungsbeitrag* als Ausdruck der Befähigung des Unternehmens zur wirtschaftlichen Erstellung der Leistung auf der Abszisse abgebildet. Auf dieser Grundlage können nun Optimierungsentscheidungen getroffen werden, die durch die Selektion von deckungsbeitragsstarken Leistungen unter gleichzeitiger Beachtung der Zukunftsfähigkeit zu einer Steigerung des Gewinns führen müssten.

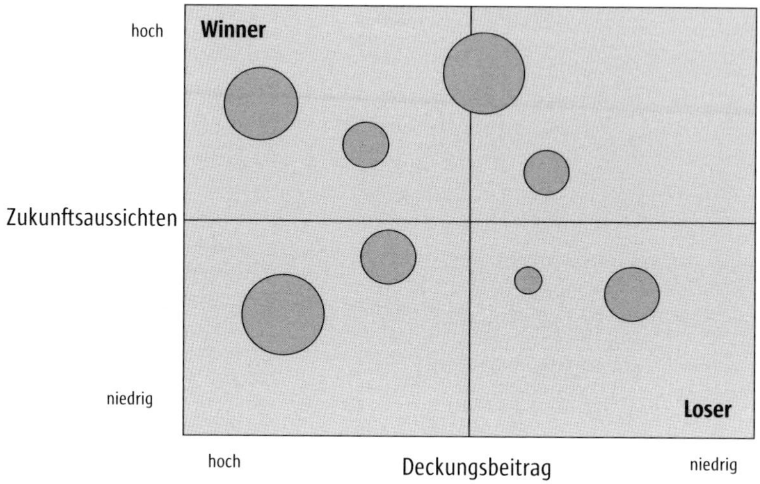

Abb. 26 „Rosinenpicker-Matrix" – Gegenüberstellung von Deckungsbeitrag und Zukunftsaussichten

Auf die komplexen Zusammenhänge bei der Portfolio-Optimierung von Krankenhausleistungen kann hier nicht im Detail eingegangen werden. Es muss allerdings davor gewarnt werden, auf der Grundlage von Deckungsbeiträgen und Zukunftsfähigkeit die Selektion von Krankenhausleistungen zu betreiben. Abgesehen davon, dass die Entscheidungen oftmals mit tiefen Eingriffen in die Struktur des Unternehmens verbunden und nicht leicht rückgängig zu machen sind, sind es die vielfältigen Wechselwirkungen zwischen Produkten und Fachdisziplinen innerhalb eines Hauses, die ohne eine sorgfältige Betrachtung zu leicht untergehen, sich aber dann nach der Umsetzung einer Selektionsentscheidung mit ihren negativen Folgewirkungen um so stärker Gehör verschaffen. Ein weiterer Aspekt, der kurzfristigen Entscheidungen im Wege steht, ist die direkte Abhängigkeit der Deckungsbeiträge von den Produktpreisen.

Im DRG-System werden jährlich die Definition und der Preis eines jeden Produkts neu kalkuliert. In den meisten Produktgruppen sind von Jahr zu Jahr noch immer erhebliche Schwankungen zu beobachten. Solange die von außen vorgegebene Leistungsdefinition und -bewertung von Produkten des Krankenhauses sich derart unvorhersehbar verändert, sind Portfolio-Entscheidungen, die sich an Deckungsbeiträgen orientieren, sehr gewagt. Da auf der anderen Seite die Produktkosten in die Berechnung von Deckungsbeiträgen einfließen, stellt sich die Frage nach der Aussagekraft von Ergebnissen der Kosten- und Leistungsrechnung auf Kostenträgerebene. Eigene Erfahrungen zeigen, dass die berechneten Produktkosten in weitem Maße von den Unzulänglichkeiten der angelegten Kalkulationsmethode geprägt sind und daher den tatsächlichen Ressourcenverzehr nur stark verzerrt abbilden. Unter diesen Umständen kann momentan von einer deckungsbeitragsorientierten Portfolio-Optimierung nur abgeraten werden.

7 Diversifikation und Konzentration – Alles oder Nichts

Nervenzellen kennen ein „Alles-oder-Nichts-Gesetz“. Für Unternehmen stellt sich die Lage deutlich schwieriger dar, insbesondere bei der Frage nach dem richtigen Umfang des Produktsortiments. „Alles“ herzustellen ist unmöglich, „Nichts“ herzustellen ist auch keine Lösung. Wie viele Produkte sind angemessen?

Was bei der Portfolio-Selektion als Problem thematisiert wurde, erscheint in diesem Abschnitt als Anlass für die Vervielfältigung des Produktangebots: die *Abhängigkeit zwischen Produkten und Geschäftsfeldern untereinander*. In erster Linie ist es das Synergiepotential, das durch die Integration von verschiedenen Produkten und Geschäften unter dem Dach eines Unternehmens geschaffen wird. Die Nutzung dieses Synergiepotentials führt zu einer Erhöhung der Leistungsfähigkeit und damit zu besserer Wettbewerbsfähigkeit. Die Ausweitung des unternehmerischen Betätigungsfelds auf neue, bisher nicht bearbeitete Geschäftsfelder mit neuen Produkten wird als *Diversifikation* bezeichnet. Da sich die Gesetzmäßigkeiten bei der Ausweitung auf neue Geschäftsfelder nicht grundlegend von der Diversifizierung im Produktbereich unterscheiden, soll hier der Begriff Diversifizierung in seinem allgemeinen Sinne als Steigerung der Vielfalt im Leistungsangebot des Unternehmens verstanden werden.

Die Diversifikation und – damit verbunden – die Integration von verschiedenen Leistungsangeboten in einem Unternehmen hat jedoch einen Preis: Mit einer wachsenden Anzahl von unterschiedlichen Produkten und Leistungseinheiten entsteht ein zunehmender Aufwand für die Koordination der Leistungseinheiten. Die Ausschöpfung von Synergiepotentialen ist mit Kosten für zusätzliche Strukturen und Prozessen verbunden. Die Unternehmenszentrale, die den Verbund von Geschäftseinheiten strategisch führt, muss finanziert werden und die zugehörigen Geschäftseinheiten werden durch die Kommunikation und Abstimmung mit der Zentrale mit Aufwand belegt, den sie als selbständig auf dem Markt agierendes Unternehmen nicht hätten. Wir kennen ähnliche Phänomene aus der persönlichen Praxis: Nicht für alle Aufgabenstellungen ist das Arbeiten im Team die leistungsfähigere Methode.

Die entscheidende Frage, die im Zusammenhang mit Diversifikationsüberlegungen zu beantworten ist lautet:

Überwiegen die durch Synergien jeglicher Art erzielbaren Vorteile die mit der Erhöhung der Komplexität auftretenden Nachteile? Wird durch das Zusammenführen unterschiedlicher Leistungseinheiten ein Mehrwert geschaffen?

Da jedoch die Vorteile als auch die Nachteile zu wesentlichen Teilen nicht direkt in finanziellen Größen gemessen werden können, dürfte es äußerst unwahrscheinlich sein, die Effekte einer Diversifikation rational zu durchdringen und auf dieser Basis zu entscheiden. Nicht ohne Grund finden sich in der Fachliteratur annähernd genauso viele Untersuchungen, die einen hohen Diversifikationsgrad als Vorteil bewerten oder auch als Nachteil. Zumindest deutet der unter Investoren verbreitete Ausdruck „conglomerate discount" darauf hin, dass eine Ansammlung von unterschiedlichen Geschäftseinheiten in einem Unternehmen zunächst nicht als Grund für eine Werterhöhung angesehen wird, im Gegenteil. Nicht immer ist das Ganze mehr als die Summe seiner Teile! Je weniger die integrierten Geschäftsfelder untereinander in Beziehung stehen, je weniger sie miteinander verwandt sind, desto geringer ist der Wert der Diversifikation (Prahalad und Bettis 1986). Diese Erkenntnis steht in hoher Übereinstimmung mit der Auffassung, dass die Kernkompetenzen eines Unternehmens das Bindeglied sind zwischen marktseitig unterschiedlichen Produkten. Auch wenn zwischen Klebebändern, Farben für die Beschriftung von Autobahnschildern und Herz-Lungen-Maschinen auf Produktseite wenig Verwandtschaft zu erkennen ist, so werden sie auf Seiten des Unternehmens 3M zusammengehalten durch die Kompetenz im Umgang mit Kunst- und Klebstoffen (Steinmann und Schreyögg 2005, S. 238).

Das Unvermögen, den strategischen Wert von Diversifikation objektiv zu beurteilen, führt schließlich dazu, dass die Attraktivität von Diversifikationsstrategien starken Einflüssen der Mode im Management unterliegt. Der Titel einer aktuellen Publikation eines Beratungsunternehmens bringt diesen Aspekt mit wenigen Worten zu Ausdruck: „Die Rückkehr der Diversifikation" (think act 2008). Offenbar hatte sie sich zuvor für eine gewisse Zeit zurückgezogen.

8 Die Ansoff-Matrix

Von Igor Ansoff stammt eine zweidimensionale Matrix, die in einfachster Form die strategischen Optionen für marktbezogene Wachstumsstrategien darstellt (s. Abb. 27). Diversifikation erscheint hier als eine Wachstumsmöglichkeit durch die Ausweitung des Angebots auf neue Produkte auf neuen Märkten. Aus der Kombination der Dimensionen „Markt“ und „Produkt“, jeweils mit den Ausprägungen „bestehend“ und „neu“ ergeben sich vier Strategieformen für eine Marktausweitung.

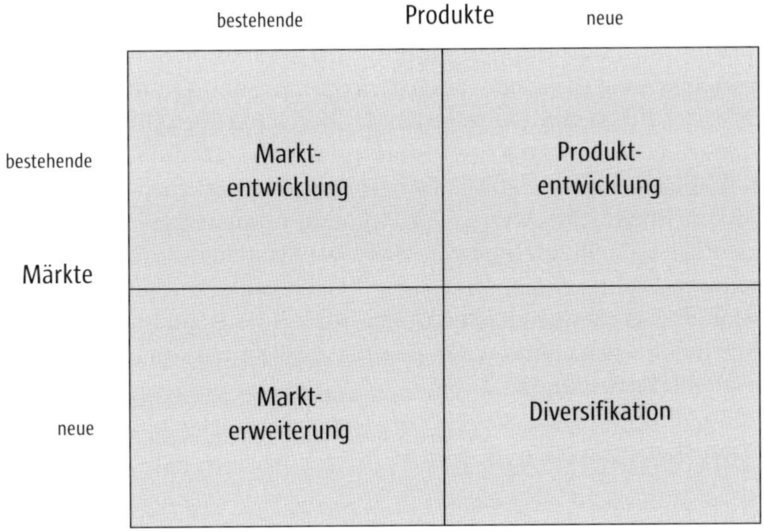

Abb. 27 Ansoff-Matrix für Marktstrategien

- **Marktentwicklung** wird erreicht, wenn der Absatz von bestehenden Produkten auf bestehenden Märkten erhöht wird. Durch Marketing-Maßnahmen können z. B. Kunden, die bisher gar nicht oder bei der Konkurrenz gekauft haben, gewonnen werden. Das Risiko dieser Strategieform ist gering, da die wesentlichen Ressourcen und Fähigkeiten vorhanden sind und keine signifikanten Veränderungen im Unternehmen herbeigeführt werden müssen.
- **Produktentwicklung** bezeichnet das Wachstum durch die Befriedigung von Kundenbedürfnissen innerhalb des bestehenden Marktes durch neue Produkte. Das Angebot von ambulanten Rehabilitationsleistungen durch eine etablierte Reha-Klinik könnte als Produktentwicklung angesehen werden. Allerdings ist das mit dieser Strategie verbundene Risiko größer: Für die ambulante Durchführung müssen – auch wenn das benötigte Fachwissen das gleiche ist – ggf. neue organisatorische Strukturen eingerichtet und ein neues Prozess-Know-how herangebildet werden. Was, wenn die neue Leistung nicht in ausreichendem Umfang nachgefragt wird? Und in diesem speziellen Beispiel ist besonders zu beachten, dass eine steigende Nachfrage für die ambulante Leistung möglicherweise die Nachfrage nach stationären Angeboten negativ beeinflusst. Die „On-Top-Reha“ als ambulantes Zusatzangebot zu einer befristeten stationären Behandlung wäre dann die bessere Entscheidung für eine Wachstumsstrategie durch Produktentwicklung.
- **Markterweiterung** wird betrieben, indem für die vorhandenen Produkte neue Absatzmöglichkeiten außerhalb des bestehenden Markts entwickelt werden. Dabei kann es sich um den Eintritt in andere geografische Märkte oder auch um die Erschließung neuer Kundengruppen handeln. Die Akquise von ausländischen Patienten für die stationäre Behandlung im eigenen Krankenhaus oder auch die Eröffnung eines Krankenhauses im Ausland zählt zu Maßnahmen der Markterweiterung. Für Unternehmen, deren Leistungsprozess sehr stark auf einzelne Produkte fokussiert ist, stellt die Markterweiterung die bevorzugte Option dar.
- **Diversifikation** findet statt, wenn neue Produkte auf neuen Märkten angeboten werden. Die Übernahme eines Softwareherstellers durch ein Krankenhausunternehmen z. B. stellt einen Wachstumsschritt durch Diversifikation dar. Da sowohl das Produkt als auch die Branche für das diversifizierende Unternehmen neu sind, ist diese Strategie auch mit dem höchsten Risiko verbunden.

9 Porters generische Wettbewerbsstrategien

Wettbewerbsstrategien stellen die Positionierung des Unternehmens gegenüber dem Konkurrenten in den Mittelpunkt der Betrachtung. Über welche Charakteristika kann sich das Unternehmen von seinen Mitbewerbern abheben und Wettbewerbsvorteile erlangen? Michael Porters generische Strategien gelten als Klassiker unter den Strategiekonzepten und sollen daher kurz dargestellt werden (s. Abb. 28). Porters Wettbewerbsmatrix unterscheidet auf Seiten des Angebots nach den Ausprägungen „Masse oder Klasse" – also Kosten und Differenzierung. Bei der Entscheidung für „Masse" konkurriert das Unternehmen vornehmlich über niedrige Kosten, die – wie die Erfahrungskurve lehrt – mit zunehmender Produktionsmenge abnehmen.

Wählt man dagegen die „Klasse" des Angebots als Unterscheidungsmerkmal (Differenzierung), so sind es primär die Produkteigenschaften (und nicht der Preis), die den Kunden zum Kauf bewegen. Den Begriff Produkteigenschaften sollte man hier bewusst großzügig auslegen, da als Mittel der Differenzierung alle Besonderheiten der Beziehung zwischen Kunde und Unternehmen zum Einsatz kommen können. Serviceangebote, Zahlungsbedingungen, Beratungsqualität, Design, Image und viele andere, vom Kunden wertgeschätzte Begleitaspekte des eigentlichen Produkts wirken gegenüber Konkurrenzangeboten differenzierend. So paradox es klingen mag: Selbst ein hoher Preis kann – unabhängig von den übrigen Produkteigenschaften – als Differenzierungsmerkmal seinen Effekt haben, wenn für den Kunden die Hochpreisigkeit allein schon einen Zweck erfüllt.

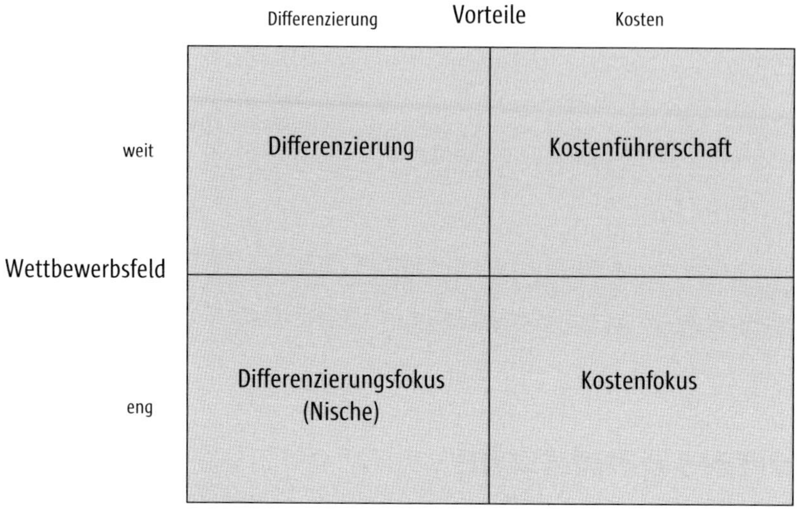

Abb. 28 Die generischen Wettbewerbsstrategien nach Porter

Über die zweite Dimension der Wettbewerbsmatrix werden Differenzierungs- und Kostenvorteile mit der der Weite des Wettbewerbsfelds kombiniert. Differenzierungs- und kostenorientierte Strategien können sowohl auf einen großen Marktausschnitt (Branche) oder ein einzelnes Segment angewendet werden. Nischenanbieter profitieren davon, dass die branchenweit agierenden Konkurrenten mit ihren Produkten nicht in der Lage sind, die speziellen Bedürfnisse kleinerer Kundengruppen angemessen zu befriedigen.

Aufgrund des im Krankenhausmarkt (noch) regulierten Preisgefüges und der Trennung von Inanspruchnahme der Leistung durch den Patienten und Finanzierung durch die Krankenkassen ist die Anwendung des generischen Strategiemodells von Porter im Kerngeschäft nur sehr eingeschränkt anwendbar. Sobald das Krankenhaus jedoch auf dem wachsenden „zweiten Gesundheitsmarkt“[38] aktiv wird, müssen derartige Überlegungen Beachtung finden. Eine unentschlossene Strategie, die sich zwischen der klaren Ausrichtung auf Differenzierung oder Kosten bewegt, führt nach Porter zu dem „stuck-in-the-middle“-Phänomen, bei dem bei mittlerem Marktanteil nur unterdurchschnittliche Rentabilität erzielt wird (s. Abb. 29).

38 Als „zweiter Gesundheitsmarkt“ wird die Summe derjenigen medizinischen Produkte und Dienstleistungen verstanden, die nicht Gegenstand einer gesetzlichen Versicherung oder eines staatlichen Gesundheitsdienstes sind.

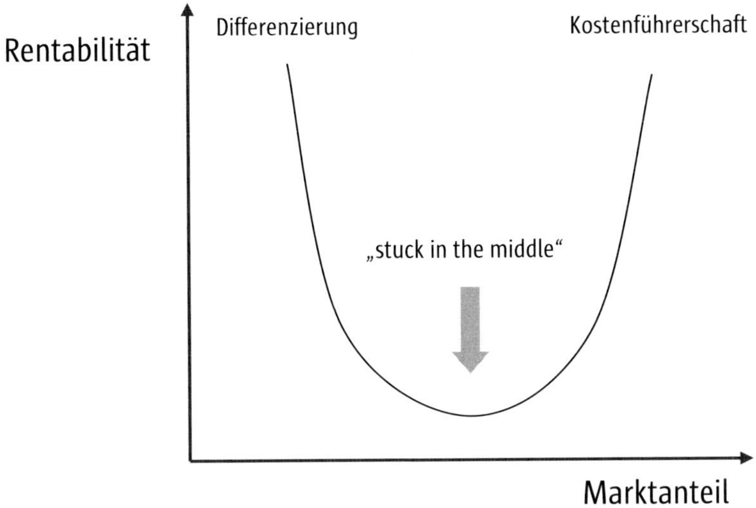

Abb. 29 Das „stuck-in-the-middle“-Phänomen als Folge unklarer strategischer Ausrichtung

10 Regelbrecherstrategien

„Der vernünftige Mensch passt sich der Welt an; der unvernünftige besteht auf dem Versuch, die Welt sich anzupassen. Deshalb hängt aller Fortschritt vom unvernünftigen Menschen ab“. (George Bernhard Shaw)

Zu den wirksamsten, aber zugleich auch risikoreichsten Strategien zählen die so genannten Regelbrecher- oder auch New-Game-Strategien. Betrachtet man das Marktgeschehen als ein Spiel, das bestimmten Regeln folgt, so sind die klassischen Strategiekonzepte darauf ausgelegt, innerhalb der gültigen Branchenlogik eine vorteilhafte Position im Wettbewerb zu erreichen. Die dabei als gültig akzeptierten Regeln sind in freien Märkten nicht von außen vorgegeben, sondern sie entspringen dem allgemeinen (oftmals unreflektierten) Verständnis der am Marktgeschehen Beteiligten. Wer es jedoch versteht, ein „neues Spiel“ zu erfinden, um den Kundennutzen herzustellen, kann die Regeln selbst vorgeben und auf diese Weise „sein Spiel“ leichter gewinnen. Hinzu kommen die First-Mover-Effekte, die bei der Umsetzung von erfolgreichen Geschäftsmodellen dem Unternehmen große Marktanteile sichern. Ebay, Amazon und iTunes haben noch immer keine ernstzunehmenden Konkurrenten.

IKEA bricht die Spielregeln der Möbelindustrie

Das übliche Geschäft der Möbelindustrie bestand darin, Schränke, Betten oder Regale auf Bestellung fertig zu stellen, zu liefern und beim Kunden aufzubauen. Innerhalb dieser Branchenlogik konnte man versuchen, durch überdurchschnittliche Qualität, besonderes Design oder vorteilhafte Preisgestaltung Wettbewerbsvorteile zu erlangen. Einen wesentlichen Teil der Wertschöpfungskette, nämlich die Fertigstellung des Produkts und die Transportlogistik an den Kunden out-zu-sourcen, um sich auf modernes Design und die kostengünstige Herstellung von Möbelteilen zu konzentrieren, war ein Geschäftskonzept, das außerhalb der Branchenlogik für den Wettbewerb in der Möbelindustrie lag. Ingvar Kamprad hat mit IKEA ein neues Spiel gewagt und gewonnen. Sein Unternehmen ist heute mehr als 35 Mrd. $ wert. Vielleicht war eine der wesentlichen Voraussetzungen für IKEAs Erfolg die Tatsache, dass sein damals 17-jähriger Gründer die Branchenlogik der Möbelindustrie nicht kannte.

Die Strategie der Revolution eines Branchenmodells verspricht zwar die größten Erfolge, sie hat aber einen großen Haken: Es gibt keine Theorie darüber, kein Model, das beschreibt, auf welchem Wege diese revolutionären Geschäftsmodellinnovationen erreicht werden können. Eines ist sicher:

> *„Jedes Unternehmen, das glaubt, Planung lasse revolutionäre Strategien entstehen, wird irgendwann feststellen, dass es in den Grenzen linearen Wachstumsdenken gefangen ist, während von festgefahrenen Denkmustern befreite Neueinsteiger draußen erfolgreich Rebellionen anführen.“ (Hamel 2000, S. 32)*

Die Konzeption neuer Geschäftsmodelle fordert – das haben unzählige Studien und Beobachtungen gezeigt – den Einsatz neuer Denkmodelle. Es ist nicht möglich, mit einer Landkarte über die Vergangenheit neue Länder zu entdecken. Die unreflektierten konzeptionellen Raster in den Köpfen der Manager verhindern das Entstehen unkonventioneller Lösungen. So hilfreich langjährige Erfahrungen sind für die erfolgreiche Bewältigung eines bestehenden Geschäfts, so sehr behindern sie den Zugang zu neuen Geschäften. Unsere Erfahrungen und Überzeugungen bilden die Mauern eines Gefängnisses, aus dem man sich willentlich nur schwer zu befreien vermag.
Probieren Sie es aus. Versuchen Sie, in Abbildung 30 vier aneinanderhängenden Linien ohne abzusetzen so zu zeichnen, dass die Linien alle neun Punkte erfassen. Die Auflösung finden Sie auf Seite 164.

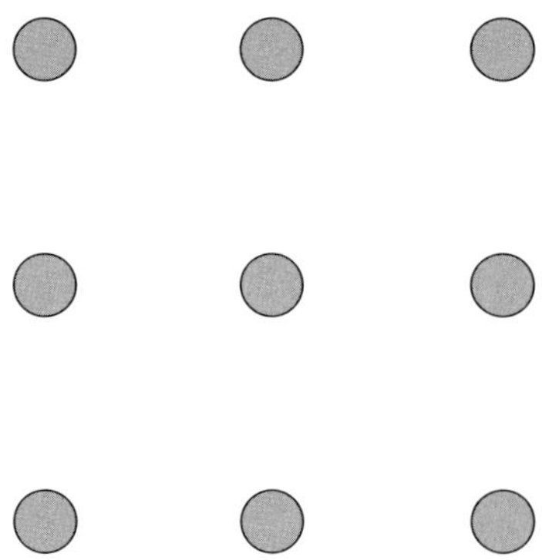

Abb. 30 Übungsaufgabe – Erfahrungen und Überzeugungen halten unsere Gedanken gefangen

Der Wettbewerb um erfolgreiche Geschäftsmodelle besteht also nicht darin, besser zu sein als die Konkurrenz, sondern grundlegend *anders* zu sein. Das Anderssein kann jedoch nicht durch die Anstrengungen intelligenter Köpfe und Planer erreicht werden, sondern es bedarf genau derjenigen Fähigkeiten und Eigenschaften, die von den etablierten und erfahrenen Managern gerne als „unvernünftig" und „unrealistisch" etikettiert werden. Keine der großen Erfolgsgeschichten jedoch gründet sich auf realistische und vernünftige Ideen. Im Gegenteil: Wenn eine Geschäftsidee von der Mehrheit der Befragten als Erfolg versprechend eingestuft wird, ist das ein ziemlich sicherer Hinweis darauf, dass sie nicht besonders neu ist und von anderen wahrscheinlich schon verarbeitet wurde. Einstein hat es so formuliert:

„Wenn eine Idee nicht zuerst absurd erscheint, taugt sie nichts."

Zwischen dem Erfolgspotenzial und der Absurdheit einer Idee scheint eine hohe Korrelation – zumindest in einer Richtung – zu bestehen. Die Relativitätstheorie von Einstein belegt diesen Zusammenhang wohl am schönsten. Welche Vorstellung kann absurder sein als die, dass sich die Zeit „ausdehnt" und der Raum „krümmt". Trotzdem beschreibt die Relativitätstheorie die Phänomene der physischen Welt korrekter und ist damit „erfolgreicher" als die klassische Theorie von Newton.

Natürlich gibt es eine Vielzahl absurder Konzepte, denen kein Erfolg beschieden ist. Wahrscheinlich ist es sogar die große Mehrzahl. Aber es ändert nichts daran, dass die Quelle für großen Erfolg die gleiche ist wie für den Misserfolg: Eine höchst unkonventionelle und mit den normalen Vorstellungen unvereinbare Idee, die umgesetzt wird mit Beharrlichkeit und im festen Glauben daran, dass sie sich durchsetzen wird.

Neue Ideen auszuprobieren ist riskant – Werner Forßmann

Werner Forßmann ist bekannt geworden als Erfinder des Herzkatheters und erhielt 1956 den Nobelpreis für Medizin. Als junger Assistenzarzt in der chirurgischen Abteilung der Charité hat er sich selbst – da Patientenversuche abgelehnt wurden – ohne das Wissen seiner Kollegen und seines Chefs von einer Armvene ausgehend einen Gummischlauch bis zum Herzen vorgeführt und die erfolgreiche Katheterisierung durch ein Röntgenbild dokumentiert. Sein Klinikchef Ferdinand Sauerbruch kommentierte diesen unkonventionellen Versuch mit den Worten: *„Mit solchen Kunststücken habilitiert man sich in einem Zirkus und nicht an einer anständigen deutschen Klinik."* Werner Forßmann wurde daraufhin aus der Charité entlassen.

Da etablierte Firmen in der Regel davon absehen, absurde Ideen umzusetzen, sind es dann meist auch Branchenfremde, die mit absurden Geschäftskonzepten eine Branche revolutionieren. Amazon, eBay, Microsoft und all die anderen jungen Erfolgsunternehmen wurden nicht von den großen Playern der Branche ins Leben gerufen, sondern von jungen, visionären Menschen, die frei von den Beschränkungen einer immanenten Branchenlogik einer „verrückten" Idee nachgegangen sind.

Die Behauptung, dass ein gesundes Maß an Unwissenheit für die Entwicklung strategischer Erfolgsgeschichten von enormer Bedeutung ist, soll das folgende Experiment belegen:

Bienen und Fliegen – Hypothese: Wissen macht dumm

Man nehme zwei Flaschen, umwickele den Flaschenkörper mit schwarzem Karton und lege sie so an ein Fenster, dass der Flaschenboden zum Licht zeige. In die eine Flasche bringe man eine Anzahl von Bienen, in die andere eine gleich große Anzahl Stubenfliegen. Dann eröffne man den Wettbewerb, der genau dann endet, wenn eine Gruppe die Flasche vollständig verlassen hat.

In der Regel gewinnen die Fliegen. Warum? Bienen sind intelligent und haben viel Wissen. Sie wissen, dass der Ausgang aus einem Tunnel immer dort zu finden ist, wo das helle Licht ihnen entgegen scheint. Dieses tiefe Wissen veranlasst die Bienen, alle Kraft darauf zu verwenden, die Flasche durch den Flaschenboden zu verlassen, bis sie schließlich völlig entkräftet in der Flasche versterben.

Die Fliegen dagegen sind unbedarft und haben am Wissen der Bienen über den Zusammenhang von Licht und Freiheit keinen Anteil. Sie erfreuen sich des Lebens, fliegen ohne viel nachzudenken mal hierhin und mal dorthin und finden so – eine nach der anderen – den Weg aus der Flasche. Das Unwissen verhalf ihnen zu Freiheit und Leben. Den Erfolg verdanken sie dem Glück, vielmehr als ihrem intellektuellen Vermögen.

Auch die Hummel profitiert von Unwissen?

Angeblich sind die Biologen mit Unterstützung von Physikern und Ingenieuren nach aufwendigen Berechnungen zu dem Schluss gekommen, dass die im Verhältnis zum schweren Körper viel zu kleinen Flügel einer Hummel es der Hummel nicht ermöglichen dürften, sich in die Luft zu erheben. Die Hummel aber weiß das nicht und fliegt.

Vielleicht hat auch Unternehmenserfolg viel mehr mit Glück und Unwissen zu tun, als es Manager und Führungskräfte wahr haben möchte. Wenn dem so ist, dann wäre Erfolg weniger ein Ergebnis vernünftiger Überlegungen, systematischer Planung und überlegener Intelligenz, sondern eher das Resultat eines spielerischen Experimentierens mit unterschiedlichsten Konzepten und Ideen, um dem Glück und dem Zufall auf diese Weise eine Chance zu geben.

Verfolgt man diesen Gedanken weiter, so kommt man zu dem Schluss, dass eine bedeutende strategische Kompetenz darin bestehen könnte, sein Unternehmen so zu führen, dass es empfänglich wird für die glücklichen Zufälle des Lebens und in der Lage ist, unerwartete Gelegenheiten zu erkennen und wahrzunehmen, wenn sie sich bieten.

„Man ist auf Glück angewiesen – aber man muss es auch erkennen.“
Manfred Eigen

Sollten nach dem Lesen dieser Zeilen Bedenken an der Seriosität derartiger Überlegungen aufkommen, so ist dies keineswegs ein Beleg dafür, dass diese Gedanken unseriös sind. Sie mögen nicht in das gängige Weltbild passen, das die klassische Strategielehre in unseren Köpfen verankert hat. Sie erfüllen aber damit genau *die* Voraussetzungen, die das Potential haben, zu neuen Einsichten zu führen. Und da neue Einsichten die Grundlage sind für neue Strategien, ist es nur gut, sich provozieren zu lassen.

> *„Eine neue Art, die Dinge zu betrachten, ist häufig wertvoller als bloße Intelligenz.“ (Hamel 2000, S. 146)*

Schon 1986 hat Jay Barney, Professor für strategisches Management und Mitbegründer der Ressourcentheorie, eine hochinteressante Arbeit publiziert (Barney 1986), die der Frage nachgeht, welche Bedeutung Glück und Zufall für das strategische Management und damit für den langfristigen Unternehmenserfolg haben. Seine sehr konsequenten Betrachtungen über den Wettbewerb um strategische Ressourcen führen zu einem Ergebnis, das sich leicht zusammenfassen lässt: Es ist beides. Erfolg ist das Resultat von Ressourcen und Kompetenzen des Unternehmens in Verbindung mit Zufall und Glück. Gary Hamel beantwortet die Frage, wie neue Geschäftskonzepte entstehen, folgendermaßen:

> *„Neue Geschäftskonzepte sind immer, immer Produkte einer glücklichen Voraussicht. Das ist die Wahrheit. Die Grundeinsicht entsteht nicht durch irgendeinen dirigistischen Planungsprozess; sie entspringt einer Mischung aus Zufälligkeiten, Wünschen, Neugier, Ehrgeiz und Mangel.“ (Hamel 2000, S. 22)*

Es dürfte allerdings unmöglich sein zu bestimmen, welchen Anteil die Kompetenzen und welchen der Zufall hat. Wenn aber etwas daran ist, dass das Glück denjenigen bevorzugt, der vorbereitet ist, dann stellt sich für Unternehmen die Frage, wie diese Vorbereitung auszusehen hat. Welche Voraussetzungen müssen geschaffen werden, damit zunächst eine Vielfalt an Ideen im Unternehmen erzeugt wird, um dann in einem Such- und Experimentierprozess diejenigen ausfindig zu machen, die lohnen, im wirklichen Leben ausprobiert zu werden.

Neben dem Portfolio an Produkten muss ein Unternehmen – so Hamel – über ein Portfolio an Experimenten verfügen. Erfolg im Wettbewerb in Umfeldern, die durch einen hohen Innovationsdruck charakterisiert sind, gründet sich auf ein höheres Ausmaß an Experimentierfreude und ein umfangreicheres Portfolio von Experimenten. Die Firma 3M trägt diesem Umstand Rechnung, indem sie seinen Mitarbeitern einen festgelegten Anteil der Arbeitszeit für Experimente zur Verfügung stellt. Diese Zeit kann der Mitarbeiter verwenden, um Ideen und Projekten nachzugehen, die er – unabhängig von Vorgaben des Unternehmens – für interessant hält.

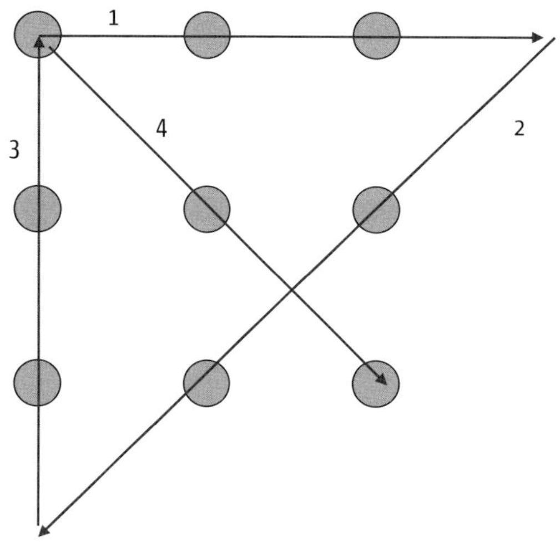

Abb. 31 Lösung zur Übung aus Abbildung 30

11 Strategie und Hyperdynamik

In stabilen Umwelten hat systematische strategische Planung einen hohen Wert. Sie erlaubt es, nach der Analyse der absehbaren Veränderungen in der Umwelt Vorbereitungen zu treffen, um in der Zukunft liegende Ziele zu erreichen. Was aber, wenn die Umwelt zunehmend instabil ist? Welchen Wert hat die strategische Planung, wenn die Veränderungsdynamik der Umwelt ein Ausmaß erreicht, das es kaum mehr zulässt, verlässliche Entwicklungen der Umwelt vorauszusehen und ihnen mit strategischen Plänen zu begegnen?

Die Gefahr besteht darin, dass in so genannten hyperdynamischen Umwelten ein langfristiger strategischer Plan nur von geringem Nutzen sein kann. Im Gegenteil: Er kann den Erfolg des Unternehmens sogar gefährden, indem er – wenn er erst einmal verabschiedet und auf den Weg gebracht wurde – dazu führt, dass das Unternehmen eine Entwicklung einleitet und vollzieht, die an der Entwicklung der Umwelt und des Marktes vorbeiläuft. Der Fachbegriff für dieses Phänomen lautet „strategic drift". Das Unternehmen treibt von seiner Umwelt ab, während es mit festem Blick auf das strategische Ziel seinen Weg fortsetzt. Ist es am Ziel angekommen, stellt es jedoch fest, dass es nunmehr einsam und alleine ist. Der Markt hat – vom Unternehmen unbemerkt – einen anderen Weg eingeschlagen.

Die starre Fixierung auf Strategien, die nach tiefgehenden Analysen, ausführlichen Diskussionen und mühsamem Ringen für das Unternehmen festgelegt wurden und schließlich aus voller Überzeugung verfolgt werden, behindert die Wahrnehmung von stetigen Veränderungen um das Unternehmen herum. Wenn die Veränderungen wahrgenommen werden, haben sie oftmals schon ein so großes Ausmaß erreicht, dass dem Unternehmen die Zeit fehlt, sich auf sie einzustellen.

Das Bild von der *Strategie als Scheuklappe* soll die Vorteile und Risiken der strategischen Planung veranschaulichen (s. Abb. 32). Scheuklappen sollen beim Pferd verhindern, dass es sich auf dem Weg zum Ziel von nebensächlichen Ereignissen ablenken lässt. Es soll sich nicht von irrelevanten Gefahren scheu machen, aber auch nicht durch die vielfältigen Verlockungen um sich herum vom Wege abbringen lassen. Solange das Pferd mit gesenktem Kopf gemütlich vor sich hin geht, kann man davon ausgehen, dass die Vorteile von Scheuklappen die Nachteile überwiegen. Was aber, wenn das Pferd im Galopp mit Hochgeschwindigkeit auf das Ziel getrieben wird? Hindernisse, die es bei Schritttempo noch rechtzeitig wahrnehmen und umgehen konnte, kommen beim Galopp zu spät ins Blickfeld und drohen dem Pferd Schaden zuzufügen. Aber auch die Wassertränke am Rande des Weges wird bei Hochgeschwindigkeitsgalopp erst wahrgenommen, wenn es zum Anhalten schon zu spät ist, und das Pferd droht auf dem Weg zum Ziel zu verdursten.

Die Wirkung von Scheuklappen ist davon abhängig, mit welcher Geschwindigkeit sich das Pferd bewegt. Die Wirkung von Strategien ist davon abhängig, wie schnell die Umwelt sich bewegt.

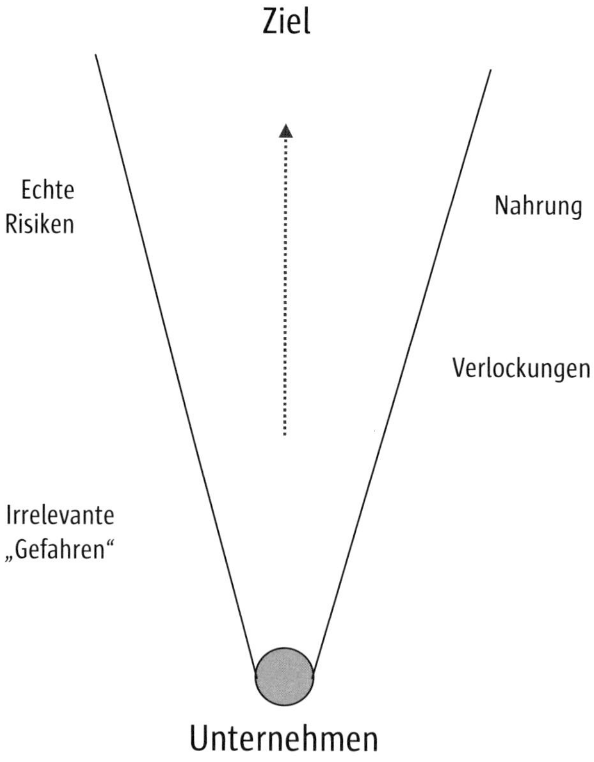

Abb. 32 Die Scheuklappen-Funktion von Strategie

Für Unternehmen besteht die positive Wirkung von Strategien darin, dass die Aktivitäten des Unternehmens auf ein Ziel ausgerichtet und gebündelt werden, indem für einen gewissen Zeitraum die Grundrichtung nicht täglich diskutiert und neu entschieden werden muss. In welchen Abständen Strategien überdacht und angepasst werden müssen, hängt von der Veränderungsdynamik der Umwelt ab, in der sich das Unternehmen befindet.

> *„In der heutigen Zeit muss ein Unternehmen fähig sein, seine Strategie nicht bloß einmal in zehn Jahren neu zu erfinden, weil es gerade mitten in einer Krise steckt, ... sondern kontinuierlich Jahr für Jahr."* (Hamel 2000, S. 22)

Das klassische Strategieverständnis, das von der Vorstellung geprägt ist, dass Strategie durch Langfristigkeit der Ziele und Pläne gekennzeichnet ist, lässt sich unter diesen Bedingungen nicht mehr ohne weiteres aufrechterhalten.

Konsequenzen für die Unternehmenspraxis im Krankenhaus – ein Beispiel

Die DRK Kliniken Berlin haben sich angesichts der oben dargestellten Erkenntnisse entschieden, das klassische Instrument der *Unternehmensplanung*, in der strategische Ziele als konkrete Projekte mit unterlegter finanzieller Bewertung formuliert werden, durch ein weiteres Instrument zu ergänzen. In dem so genannten *Strategieleitfaden* werden Aktivitäts- und Themenfelder benannt, die die strategische Entwicklung leiten sollen, indem thematische Korridore bezeichnet werden, innerhalb derer Projekte entwickelt werden sollen, die aktuell noch nicht bekannt sind. In Anlehnung an das verwendete Scheuklappen-Modell arbeitet der Strategieleitfaden mit einem breiteren Blickwinkel. Die Ziele sind eher qualitativ als quantitativ definiert und erlauben somit eine Entwicklung, die in der Lage ist, auf unvorhergesehene Ereignisse und Veränderungen in der Zukunft eher zu reagieren.

Die im Strategieleitfaden benannten Aktivitätsfelder dienen dazu, dass – unabhängig von konkreten Projekten – allen Unternehmensbereichen eine Orientierung geboten wird, die die Entstehung von strategischen Initiativen aus dem Unternehmen heraus befördert und ausrichtet. Der Strategieleitfaden wird im Unternehmen breit kommuniziert und steht jedem Mitarbeiter im Intranet zur Verfügung. Die Evaluation dieses Vorgehens hat ergeben, dass 40 % der Mitarbeiter, die den Strategieleitfaden gelesen haben, ihn als relevant für die eigene Tätigkeit ansehen.

Dieses Vorgehen bringt zugleich die Überzeugung zum Ausdruck, dass die strategische Entwicklung sehr wohl einer von der Unternehmensführung erarbeiteten systematischen Unternehmensplanung bedarf, dass aber die Entwicklung ebenso sehr durch strategische Initiativen von Mitarbeitern aus den verschiedensten Bereichen und Abteilungen des Unternehmens vorangetrieben wird. Um diesem Phänomen der *emergenten Strategiebildung* Rechnung zu tragen, wird dem Unternehmensplan ein Strategieleitfaden als sinnvolle Ergänzung zur Seite gestellt.

Richard A. D'Aveni hat sich mit den Wettbewerbsbedingungen in hyperdynamischen Umwelten auseinandergesetzt und den Begriff *„Hyper-Wettbewerb"* geprägt (D'Aveni 1994). Er kommt zu dem Ergebnis, dass die klassischen strategischen Modelle und Konzepte in hochdynamischen Umwelten versagen müssen. Unsicherheit als wesentliches Charakteristikum einer bewegten Umwelt muss bewusst akzeptiert und in das strategische Handeln von Unternehmen eingearbeitet werden. Die einzig wirksame Wettbewerbsstrategie besteht schließlich darin, schneller zu lernen als die Konkurrenz. Reaktionsfähigkeit, Spontaneität und Kreativität erhalten vor diesem Hintergrund eine neue, existentielle Bedeutung. Strategie als „Lehre der weitsichtigen Planung" verändert ihren Schwerpunkt hin zu einer „Lehre der Beweglichkeit und Reaktionsfähigkeit". Dass die Fähigkeiten, die für die Herstellung von Flexibilität und Lernfähigkeit benötigt werden, denjenigen, die einer systematischen, analytischen und formellen Planung zu Grunde liegen, vollständig widersprechen, lässt erkennen, welchen Herausforderungen Unternehmen begegnen, die diesen Paradigmenwechsel akzeptieren und umsetzen wollen.

Wie kann Beweglichkeit und Reaktionsfähigkeit im Krankenhaus erhöht werden? – Ein Ansatz

„Einsicht ist der erste Schritt zur Besserung", so lautet ein deutsches Sprichwort. Gemäß dieser Erkenntnis haben die DRK Kliniken Berlin ein Management-Training im Unternehmen eingerichtet, das Mitarbeitern mit Führungsfunktionen neben einem tieferen Verständnis für die Spielregeln des Gesundheits- und Krankenhausmarkts vor allem Einsichten in die Konzepte und Gedankenwelt des strategischen Managements vermittelt. Nicht die Technik der Strategiebildung, sondern das Fördern von strategischem Denken und strategischem Verständnis als Voraussetzung für gemeinsames strategisches Handeln steht dabei im Vordergrund.

Die Management-Kurse werden einrichtungs- und disziplinen- und berufsgruppenübergreifend besetzt und führen neben der Vermittlung von Inhalten zu Vernetzung und Kommunikation – zwei grundlegende Faktoren bei der Entwicklung komplexer Systeme. Aber auch regelmäßige Strategietagungen unter breiter Beteiligung der Führungskräfte des Unternehmens (z. B. Aufsichtsrat, Geschäftsführung, Abteilungsleiter, Chefärzte, Abteilungsschwestern, Oberärzte) tragen dazu bei, die Herangehensweise und den Umgang mit den Herausforderungen der Zukunft an gemeinsamen Orientierungspunkten auszurichten und auf diese Weise eine kulturell-gedankliche Basis herzustellen, die die Umsetzung weiterer Maßnahmen zur Herstellung von Flexibilität, Lernfähigkeit und Veränderungsbereitschaft ermöglicht und befördert.

Auch wenn das Pendel der Strategielehre nach einer Phase der Planungstreue nun zur Seite der Planlosigkeit auszuschlagen scheint, sollte man daran denken, dass es die ausgewogene und den Umweltverhältnissen angepasste Mischung von Planung und Planlosigkeit ist, die zum Erfolg führt. Leider wird man keinen Experten finden, der über das richtige Mischungsverhältnis Auskunft geben kann. Dieses Mischungsverhältnis zu finden, kann wiederum nur das Ergebnis eines Lernprozesses sein.

Vieles spricht also dafür, dass strategisches Management mindestens genauso viel darin besteht, die Lernfähigkeit des Unternehmens zu erhöhen, wie es dazu dient, die Richtung vorzugeben, in die ein Unternehmen sich auf dem Markt zu bewegen hat.

12 Aspekte eines neuen Verständnisses von Strategischem Management

Die Überlegungen der letzten Absätze haben anklingen lassen, dass das Bild der klassischen Strategielehre, die den langfristigen Erfolg von Unternehmen als Ergebnis eines systematischen Planungsprozesses unter Einsatz rationaler Konzepte und Modelle ansieht, in vieler Hinsicht neu gezeichnet werden muss. Die Erkenntnisse der verschiedensten Forschungsrichtungen drängen darauf. Dass es uns schwer fällt, diese Erkenntnisse als wahr anzuerkennen und zu akzeptieren, hat vor allem damit zu tun, dass in dem neuen Bild zahlreiche lieb gewonnene Vorstellungen über das Funktionieren von Menschen und Unternehmen keinen Platz mehr finden. Einige davon werden in den nachfolgenden Abschnitten kurz vorgestellt und diskutiert. Zuvor jedoch soll noch an einer kleinen Geschichte demonstriert werden, wie riskant es ist, Methoden anzuwenden, die nicht mit der Realität in Einklang stehen bzw. nicht ausreichend beherrscht werden.

Konzepte verstehen, Konzepte anwenden

Drei Physiker und drei Mathematiker fahren gemeinsam mit dem Zug auf eine Konferenz nach München. Im Gegensatz zu den Physikern haben die Mathematiker sich jedoch nur eine Fahrkarte besorgt. Als der Schaffner naht, lächeln die Physiker erwartungsfroh. Die Mathematiker hingegen, verschwinden flugs in der Toilette. Als der Schaffner die Toilette erreicht, klopft er. Eine Fahrkarte wird heraus geschoben, der Schaffner stempelt sie ab, und geht zur Verblüffung der Physiker weiter. Vor der Rückfahrt nach Bonn sagen sich die Physiker: „Was die Mathematiker können, können wir auch!“ und kaufen sich nur eine Fahrkarte, während sich die Mathematiker keine kaufen. Als der Schaffner naht, stürzen die

Physiker in die Zugtoilette. Gleich darauf klopft es an der Tür, und die Physiker schieben die Fahrkarte raus. Vor der Tür nehmen die Mathematiker die Fahrkarte in Empfang und einer von ihnen sagt süffisant: „Das passiert, wenn Physiker mathematische Methoden anwenden, ohne sie verstanden zu haben!“

12.1 Erst planen, dann handeln – Strategien als Ergebnis eines Planungsprozesses

Wenn man Strategien als ein erkennbares Muster von Aktivitäten eines Unternehmens ansieht, so können diese Strategien durchaus das Ergebnis eines Planungsprozesses sein, der in Maßnahmenpläne umgesetzt und damit realisiert wurde. Es handelt sich um bewusst geplante und umgesetzte Strategien.

Es gibt jedoch auch eine Fülle von Strategien, die zwar geplant wurden, aber nie den Weg in die Wirklichkeit gefunden haben. Manchmal sogar zum Vorteil des jeweiligen Unternehmens. Intel hatte einst auf oberster Ebene eine Strategie verabschiedet, die vorsah, dass Intel sich aus dem Hauptprozessorengeschäft zurückziehen und nur noch mit der Produktion von Speicherbausteinen befassen solle. Das mittlere Management ist dieser Strategie nicht gefolgt.

Es gibt aber auch noch eine dritte Art von Strategie: Es handelt sich um Strategien, die niemand bewusst geplant hat, und trotzdem werden sie realisiert. Henry Mintzberg prägte für diese Strategietypen den Begriff „emergente Strategien“. Diese Strategien entwickeln sich aus den Aktivitäten des Unternehmens heraus und bilden erkennbare Muster, während sie umgesetzt werden. Denken und handeln sind bei dieser Form der Strategiebildung so eng miteinander verwoben, dass keine Trennung in eine Phase der bewussten Planung und eine Phase der Umsetzung zu erkennen ist. Planung und Umsetzung finden nahezu gleichzeitig statt. Diese Art von Strategien sind das Ergebnis der komplexen sozialen Wechselwirkung zwischen allen Beteiligten eines Unternehmens.

Werner Kirsch hat das Konzept von „Strategie als geplante Evolution“ entwickelt und unterscheidet die „formierten Strategie“ von den „formulierten Strategien“ (Kirsch 2001, S. 567ff.). Und der Altvater des strategischen Managements, Igor Ansoff, hat schon 1976 die Idee von „Strategie als geplantes Lernen“ eingeführt.

Es ist offenbar an der Zeit, von der Vorstellung Abschied zu nehmen, dass das Management die Strategien entwickelt und das Unternehmen sie umsetzt. Das Leben eines Unternehmens ist eben doch nicht vergleichbar mit einer Urlaubsreise, für die man zunächst das Ziel aussucht, dann die Reise plant und schließlich in den Zug steigt, der kaum anders kann, als am Ziel anzukommen. Passender scheint der Vergleich mit einer Wanderung durch den Urwald, bei der in jedem Moment neu entschieden werden muss, welchen

Weg man zu nehmen hat, um die Reise gesund und unbeschadet zu überstehen. Wenn die Wanderung erfolgreich abgeschlossen wurde, wird im Nachhinein von den „Strategieberatern für Urwaldwanderungen" die Wanderroute analysiert und aus ihrem Verlauf gefolgert, dass der Wanderer offenbar einem genialen strategischen Plan gefolgt sei. Entsprechend dem Ausspruch von Gerhard Schröder:

„Alles, was gut geht, wird im Nachhinein als Strategie erklärt."

Der Wanderer allerdings weiß, dass er nur überlebt hat, weil er keinen festen Plan zum Ziel hatte. Aus dem Mund erfolgreicher „Wanderer" hört sich eine ehrliche Erfolgsgeschichte mitunter so an:

Mövenpicks Weg zum Erfolg

Mövenpick ist heute ein weltweit agierendes Unternehmen mit über 16.000 Mitarbeitern und einem Umsatz von über 1 Mrd. CHF. Der Gründer, Ueli Prager, kommentierte Anfang der 80er Jahre die Erfolgsgeschichte seines Unternehmens mit folgenden Worten:

„Wenn ich ganz ehrlich sein will, hätte ich mir nie träumen lassen, dass aus dem kleinen Restaurant im Claridenhof dereinst ein Unternehmen in der heutigen Größenordnung entstehen würde. Jetzt liest sich das ganze recht logisch und mehr oder weniger überzeugend. Man könnte fast annehmen, dass mit tief schürfenden Langfrist-Überlegungen alles so geplant worden sei. Generalstabsmäßig. Dem ist natürlich nicht so. Die besten Dinge verdanke ich dem Zufall. Meine engsten Mitarbeiter und ich haben sich pragmatisch von Kurzfrist-Entscheidung zu Kurzfrist-Entscheidung vorwärts, manchmal auch rückwärts, getastet. Per Saldo durften wir erfolgreich sein, was uns natürlich über alle Maßen freut." ***(Kirsch 2001, S. 553)***

Warum aber, so fragt man sich, wird dann von der herkömmlichen Art der strategischen Planung noch immer so oft Gebrauch gemacht? Warum verbinden wir Strategie immer noch mit wohlüberlegter Planung? Bruce Elkin erklärt es damit, dass die strategische Planung klassischer Art zu einem Ritual geworden ist, dessen Sinn hauptsächlich darin besteht, einem das Gefühl zu geben, die Kontrolle zu haben (Elkin 2008). Ein Vorstandsvorsitzender – so berichtet Elkin – soll ihm gegenüber geäußert haben, dass die strategische Planung in seinem Unternehmen häufig völlig nutzlose Resultate erbringt. Entweder würde sie aufgrund von äußeren Veränderungen vorzeitig abgebrochen oder die Pläne landeten in den Regalen und setzten Staub an. Trotzdem würden die Manager daran festhalten zu planen, da sie nicht wüssten, was sie sonst tun sollten.

Die Erkenntnis, dass ein Instrument seinen Zweck nicht erfüllt, führt nicht automatisch zu der Einsicht, welches andere Instrument zweckmäßig ist. Angesichts der unzähligen Empfehlungen von Management-Beratern und Strategieschulen, verwundert es nicht, dass man die Entscheidung für alternative Vorgehensweisen aufgrund der großen Verwirrung hinausschiebt und zunächst einmal bei dem bleibt, was man kennt.

In Extremfällen kann die Planung sogar soviel Zeit in Anspruch nehmen, dass kaum mehr Zeit bleibt, den Plan umzusetzen. Bei General Electric soll es einen Plan für den Plan gegeben haben. Die jährliche strategische Planung begann am 3. Januar und endete am zum 6. Dezember. Daher schlägt Mintzberg vor, *„den Begriff ‚strategische Planung' vollkommen fallen zu lassen und statt dessen über strategisches Denken in Verbindung mit Handeln zu sprechen“* (Mintzberg 2007, S. 70).

12.2 Das Steuern von Unternehmen – Kausalität und Komplexität

Eine weitere Prämisse der klassischen Strategielehre besteht in der Annahme, dass Unternehmen auf ein Ziel hin gesteuert werden können. Ohne diese Annahme würde Planung keinen Sinn ergeben. Planung setzt voraus, dass man die Folgen von Maßnahmen, die man zu ergreifen gedenkt, absehen kann. Das Konzept der Planung ist somit engstens verbunden mit dem Denken in Ursache-Wirkungs-Beziehungen. Man geht davon aus, dass man weiß bzw. wissen kann, was zu unternehmen sei, um durch bestimmte Aktivitäten ein im Voraus festgelegtes Ziel zu erreichen. Die Gültigkeit dieses Kausalitätsprinzips, das es ermöglicht, zukünftige Zustände aus der Gegenwart abzuleiten, prägt noch immer das Denken und die Inhalte der meisten strategischen Pläne. Und da die Abkehr von diesem Prinzip inakzeptable Folgen mit sich bringen würde, hält man weiterhin daran fest. Wie sähe denn strategisches Management auch aus, wenn es keinen kausalen Zusammenhang zwischen unserem Tun und seinen Folgen gäbe?

Die Errungenschaften der Naturwissenschaft und Technik haben den Menschen davon überzeugt, dass er mittels seines Verstandes die Zusammenhänge und Gesetzmäßigkeiten der Welt ergründen und nutzbringend anwenden kann. Bisher unerklärliche Phänomene werden, je weiter die Wissenschaft fortschreitet und die Rechenkapazitäten wachsen, letztlich die ihnen zu Grunde liegenden Gesetze preisgeben. Es ist nur eine Frage der Zeit. Raumschiffe, die in einem Weltall mit sich bewegenden Himmelskörpern zielsicher andere Planeten erreichen; Computer, die komplizierte Berechnungen innerhalb von Sekundenbruchteilen vollziehen; Industrieroboter, die Schweißnähte milimetergenau im dreidimensionalen Raum platzieren. All diese Produkte hätten niemals entwickelt werden können, wenn es keine klaren Beziehungen zwischen Ursache und Wirkung geben würde, die der Mensch verstehen und anwenden kann.

Nun stellt sich jedoch unweigerlich eine für das Management von Unternehmen äußerst wichtige Frage:

Gehorchen Unternehmen den gleichen Gesetzmäßigkeiten, wie die vom Menschen erschaffenen Techniken und Maschinen? Erlaubt die Anwendung des Kausalitätsprinzips in Unternehmen ein ebenso zielsicheres Anstreben gewünschter Zustände wie die Programmierung eines Computers oder die Berechnung einer Fluglinie für Raumschiffe?

Die klare Antwort der aktuellen Managementwissenschaft lautet eindeutig „Nein". Die Erkenntnisse der Komplexitätswissenschaften, die sich mit den Eigenschaften natürlicher und sozialer Systeme beschäftigen, kommen zu einem für das klassische Managementweltbild ernüchternden Ergebnis:

Komplexe Systeme – und Unternehmen zählen zu dieser Art von Systemen – können langfristig nicht gesteuert werden, da sie anderen Gesetzen folgen als die von Menschen geschaffenen technischen Systeme. *„Komplexe Systeme sind prinzipiell undurchschaubar und unberechenbar. Sie können wegen ihrer Komplexität nicht analysiert, nicht verstanden und daher nicht im Detail organisiert und gesteuert werden"* (Malik 2008, S. 24).

Auch wenn mit dieser Erkenntnis viele grundlegende Überzeugungen im Management in Frage gestellt werden, müssen wir akzeptieren, dass Unternehmen nicht vom Menschen „gemacht" werden, sondern als Ergebnis menschlicher Interaktionen „zum Vorschein kommen". Unternehmen sind nicht Maschinen, sondern organische Einheiten, die – wie jeder individuelle Mensch – ein „Eigenleben" haben. Sie gehorchen nicht den mechanistisch-rationalen Gesetzmäßigkeiten der Maschinenwelt, sondern sie folgen Lebensgesetzen, die während der letzten Jahrzehnte durch die interdisziplinäre Forschung der Kybernetik und Komplexitätslehre Schritt für Schritt erforscht werden.

Der rationale Umgang mit Komplexität fällt dem Menschen schwer. Allein der Umgang mit nicht-linearen Abhängigkeiten, die zwischen den Elementen komplexer Systeme überwiegen, überfordert unser normales Vorstellungsvermögen. Folgende Übung soll dieses Phänomen demonstrieren: Schätzen Sie, wie dick eine Zeitung wäre, wenn man diese 25 Mal falten würden? Falten heißt in diesem Falle, dass nach dem ersten Falten zwei Zeitungslagen, nach dem zweiten Falten vier Lagen vorliegen, u. s. w.? Wie dick ist die Zeitung, wenn Sie den Faltvorgang 25 Mal wiederholt haben? Gehen Sie davon aus, dass die Zeitung groß genug ist, um sie so oft zu falten. Das Ergebnis finden sie unter der folgenden Fußnote:[39]

39 Unter der Annahme, dass eine Zeitungsseite 0,1 mm dick ist, beträgt die Dicke nach 25-mal falten 3,3 km. Die Formel zur Berechnung lautet $0{,}1\ mm * 2^{25}$.

Unsere Vorstellungskraft versagt, wenn wir es mit Systemen zu tun haben, die durch Nicht-Linearität geprägt sind. Nicht-Linearität wird immer dann erzeugt, wenn die Ergebnisse einer Aktion zugleich wieder den Input darstellen für eine nachfolgende Aktion; so, wie bei der Übung mit der Zeitung das Ergebnis eines Faltvorgangs der Input ist für den nächsten Faltvorgang. In natürlichen und sozialen Systemen finden wir nicht-lineare Beziehungen in großem Umfang. Die Beziehung zwischen dem Unternehmen und seiner Umwelt, zwischen Mitarbeiter und Unternehmen, zwischen Unternehmen und Mitbewerbern, alle sind sie dadurch gekennzeichnet, dass Veränderungen der einen Seite sich auf die andere Seite auswirken und die Auswirkungen beim Gegenüber wiederum auf das betrachtete Subjekt zurückwirken. Neben der Vielzahl von beteiligten Elementen eines Systems ist es vor allem die Nicht-Linearität der Beziehungen zwischen den Elementen und Systemen, die dazu führt, dass zukünftige Zustände eines komplexen Systems grundsätzlich unberechenbar und damit auch nicht gezielt steuerbar sind. Sie entziehen sich auf diese Weise der Kontrolle durch den Menschen.

Der Mensch jedoch strebt nach Sicherheit und Kontrolle. Er ist daher bemüht, komplexe Verhältnisse zu vereinfachen oder Komplexität zu reduzieren, damit er sich orientieren kann und damit er die Illusion aufrechterhalten kann, „die Dinge unter Kontrolle“ zu haben. Welche Kunstgriffe dabei zum Einsatz kommen, um die Illusion der Kontrolle aufrecht zu erhalten, hat Dietrich Dörner[40] in seinem Buch „Die Logik des Misslingens“ (Dörner 2004) in hervorragender Weise zusammengestellt. In manchen Versuchen konnte er sogar zeigen, dass Versuchspersonen dazu neigen, die zu steuernden Ergebnisgrößen desto seltener zu kontrollieren, je weniger sie diese in eine gewünschte Richtung beeinflussen konnten. Nach dem Motto „So lange ich das Ergebnis meiner Aktivitäten nicht messe, kann ich die Vermutung aufrecht erhalten, erfolgreich zu sein.“

Obwohl der Mensch Schwierigkeiten hat im Umgang mit komplexen Verhältnissen – vor allem wenn Rationalität, Kausalität und Stabilität das Fundament seines Weltbildes darstellen –, so ist Komplexität die Voraussetzung für das Entstehen von höheren Fähigkeiten und die eigentliche Quelle für Wertschöpfung. Die höheren geistigen Fähigkeiten des Menschen entspringen dem komplexesten Organ unseres Körpers, dem Gehirn. Und genau aus diesem Grund stützt sich das von Anthony Stafford Beer entwickelte „Viable System Model“ für Unternehmen auf die Strukturen und Funktionen des menschlichen Nervensystems (Beer 1972). Das Nervensystem als die komplexeste Struktur, die während Milliarden von Jahren „entwickelt wurde“, dient dem Management als Vorbild für das Verständnis und für die Gestaltung von Unternehmen. Die St. Galler-Management-Schule hat die Erkenntnisse von Stafford Beer in ihr Management-Modell erfolgreich integriert.

40 Dietrich Dörner (geb. 1938) war bis 2006 Professor für Theoretische Psychologie an der Otto-Friedrich-Universität Bamberg.

Wenn also Komplexität die treibende Kraft von Fortschritt, Entwicklung und Wertschöpfung ist, kann es nicht darum gehen, das Ausmaß von Komplexität zu reduzieren, sondern im Gegenteil: Ziel eines Unternehmens muss es sein, ein höheres Maß an Komplexität zu erzeugen und dieses beherrschen zu lernen. Der zunehmenden Komplexität der Umwelt kann nur mit komplexeren internen Verhältnisse begegnet werden. Die langfristige Existenz von Unternehmen zu sichern besteht demnach vor allem darin, das Repertoire möglicher Reaktionsformen des Unternehmens zu erhöhen, um in Wechselwirkung mit seiner Umwelt die erfolgreichen Konfigurationen zu erkennen und zu stärken.

W. Ross Ashby nannte die Kybernetik die „Wissenschaft von der Praxis". Sie ist bemüht, das Zusammenwirken von Elementen in Systemen, von Systemen in übergeordneten Systemen zu ergründen. Ihre Aufgabe sieht sie darin, die Erkenntnisse, die die „exakten" Wissenschaften durch das „Auseinandernehmen und Zerteilen der Welt und ihrer Bestandteile"[41]erlangt haben, zu ergänzen durch das Verständnis für die Wirkungen und Effekte, die durch das „Sich-Verbinden der Dinge" entstehen.

Die neuartigen Erkenntnisse, die sich aus der Untersuchung komplexer Systeme ergeben, haben positive wie auch negative Konsequenzen. Die unbequemen Folgen bestehen darin, dass wir uns gezwungen sehen, unser klassisch-mechanistisches Welt- und Unternehmensbild aufzugeben, das selbst in unseren Begrifflichkeiten, die wir im Kontext von Management verwenden, in sehr facettenreicher Form noch immer seinen Ausdruck findet: „In meinem Unternehmen ist Sand im Getriebe, aber bald läuft es wieder wie geschmiert." Frederic Taylor – der Begründer der modernen Managementwissenschaft – arbeitete mit dem Unternehmensmodell einer Maschine. Die Herausforderung für das Management bestand für ihn darin herauszufinden, wie Menschen am effektivsten in einem Maschinenmodell eingesetzt werden können. Wie sich herausgestellt hat, ist dieses Paradigma, das den überwiegenden Teil des letzten Jahrhunderts geprägt hat, dabei, abgelöst zu werden. Unternehmen sind keine Maschinen.

Die gute Nachricht lautet: Natürliche und soziale Systeme gehorchen allesamt ein und demselben Gesetz – dem Gesetz lebendiger Organismen. Auch wenn diese Gesetzmäßigkeiten rational nur bedingt verstanden werden können und die Kausalität und die Vorherwissbarkeit in komplexen Systemen nicht mehr gegeben ist, kann sich das Management zumindest daran orientieren, mit welchen Strukturen und Lösungen die Natur mit den Herausforderungen eines durch Komplexität geprägten Lebens umgeht. So ist auch zu verstehen, dass Fredmund Malik in einem Vortrag feststellt, dass das Management mehr von der Natur lernen kann als von den Wirtschaftswissenschaften

41 Der englische Begriff für Wissenschaft „**Science**" leitet sich ab von lat. „scire" (wissen), das in seiner ursprünglichen Bedeutung für „trennen, unterschscheiden, spalten, zerlegen" steht. Es besteht enge Verwandtschaft zu Begriffen wie „**scheiden**", „**Schizo**phrenie" (gespaltene Persönlichkeit) oder Holz**scheit** (gespaltenes Holz) und dem ungern gehörten, aber vielmals verwendeten Wort „Sch...".

(Malik 2006). Die Bionik, die bisher damit befasst war, die „Erfindungen der Natur“ in technische Anwendungen umzusetzen, dehnt ihr Einflussgebiet zunehmend aus. Da die Gesetze natürlicher und sozialer komplexer Systeme einheitlich gelten, nimmt inzwischen auch die Managementwissenschaft an den Forschungen der Bionik teil, um von den Vorbildern komplexer Systeme in der Natur zu lernen.

Sind Unternehmen „Menschen“?

Den Erkenntnissen der Systemtheorie und Komplexitätsforschung zu Folge, gelten in allen Systemen und auf allen Ebenen invariante (unveränderliche) Gesetze, die die Systemfunktionen in materiellen, natürlichen und menschlichen Systemen bestimmen. Die Gesetze, die die körperliche und geistige Gesundheit des Einzelnen wie auch die einer sozialen Einheit bestimmen, sind die gleichen. Das ist auch der Grund dafür, dass sich Zusammenhänge im Bereich der Unternehmensführung jederzeit durch Vergleiche mit den Funktionszusammenhängen im menschlichen Körper veranschaulichen lassen. Auf allen Ebenen finden sich die gleichen Lebensgesetze.

Es erstaunt daher, dass in den Köpfen mancher einflussreicher Manager und Politiker Ansichten vorherrschen, die diesen Erkenntnissen hundertprozentig entgegenstehen. Robert Bernard Reich war von 1993–1997 US-Arbeitsminister unter Präsident Bill Clinton. In seinem Buch „Supercapitalism“ finden sich folgende Gedanken zur gesellschaftlichen Verantwortung von Unternehmen:

„Manager von Unternehmen haben die Gesetze einzuhalten und sollten für alle illegalen Aktivitäten zur Verantwortung gezogen werden. Doch man kann – und sollte – von ihnen nicht erwarten, dass sie mehr als das tun. Ihre Aufgabe ist es, die Kunden des Unternehmens zufrieden zu stellen und damit Geld für dessen Investoren zu erwirtschaften. ... Unternehmen sind nicht am Gemeinwohl interessiert. ... Die einfachste Erklärung ist, dass Unternehmen keine Menschen sind.“ *(Reich 2008)*

Management von Unternehmen – und insbesondere strategisches Management – ist vor diesem Hintergrund zu verstehen als die Lehre vom Umgang mit und der Bewältigung von Komplexität[42], um das Gleichgewicht zwischen dem komplexen System *Umwelt* und dem komplexen System *Unternehmen* herzustellen. In der Medizin nennen wir diesen Gleichgewichtszustand *Gesundheit*. Insofern sollte es den am Gesundheitsmanagement Beteiligten leichter

42 Eine umfassende Darstellung dieses Ansatzes findet sich z. B. in dem Buch „Strategie des Managements komplexer Systeme“ von Fredmund Malik.

fallen, die Implikationen, die das Konzept von Leben und Gesundheit mit sich bringt, in die Managementpraxis umzusetzen. Aus einer anderen Perspektive betrachtet, handelt es sich um das Gleichgewicht zwischen Stabilität und Flexibilität, zwischen Gegenwart und Zukunft, zwischen Ruhe und Bewegung.

Management kann somit auch verstanden werden als die Kunst, Leben zu erhalten, indem eine den Verhältnissen im Unternehmen und in der Umwelt angemessene Mischung aus Stabilität und Flexibilität hergestellt bzw. erhalten wird. Es ist ein Zustand zwischen den nicht lebensfähigen Extremzuständen Chaos und Erstarrung (s. Abb. 33). Und wieder werden wir kein Rezept finden, das uns vorgibt, wie das Mischungsverhältnis im Einzelfall auszusehen hat. Es kann nur das Ergebnis eines kreativen Suchprozesses sein, der sich einer großen Vielfalt an Ideen und Versuchen bedient.

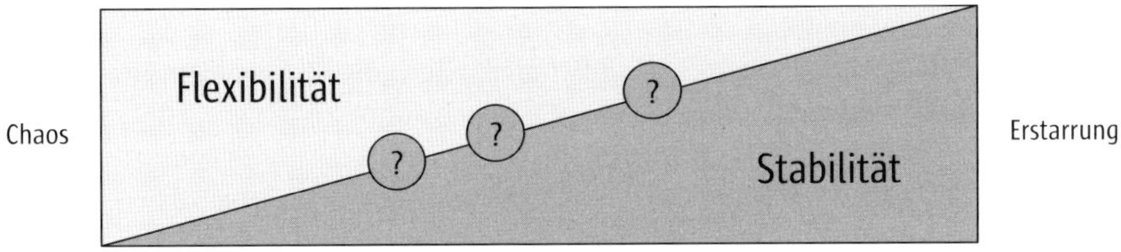

Abb. 33 Leben als Gleichgewicht zwischen Stabilität und Flexibilität

Das Konzept vom Unternehmen als ein komplexes System liefert auch eine Erklärung dafür, warum sich die Strategiewissenschaft im Gegensatz zu den Naturwissenschaften so schwer tut, auf ein einheitliches Verständnis für Strategie und strategisches Management zu einigen. Es ist davon auszugehen, dass eine Theorie über die Gesetze „komplexer" Systeme nicht „einfach" sein kann. Wie William Ross Ashby in seinem Gesetz der „requisite variety" formulierte, kann Komplexität nur durch höhere Komplexität bewältigt werden. Die Theorie komplexer Systeme – und damit auch die Theorie des Managements – ist daher mit Modellen rational-mechanistischer Natur nicht vereinbar. Anstelle von Ursache und Wirkung treten Phänomene wie Selbstorganisation und Emergenz, die nicht mit einer in sich konsistenten Theorie, sondern durch eine Fülle von sich widersprechenden Konzepten viel eher beschrieben als verstanden werden können.

Insofern zeichnet sich der erfolgreiche Manager aus durch die *„Fähigkeit, gleichzeitig zwei widersprüchliche Ideen im Kopf zu haben und trotzdem funktionsfähig zu bleiben"* (Mintzberg 2007, S. 35). Diese Feststellung steht in voller Übereinstimmung zu den Erkenntnissen von Mihaly Csikszentmihalyi, Professor für Psychologie und Unternehmensführung, der bei der Erforschung von Kreativität folgende Beobachtung machte:

> *„Kreative Personen vereinen widersprüchliche Extreme in sich – sie bilden keine individuelle Einheit, sondern eine individuelle Vielheit. ... Kreative Menschen kennen de-*

finitiv beide Extreme und erleben beide mit derselben Intensität und ohne innere Konflikte." (Csikszentmihalyi 2003, S. 88)

Selbst die theoretischen Physiker müssen sich damit abfinden, Widersprüche als Grundkonstrukt ihrer Theorien zu akzeptieren. Niels Bohr und seine Mitarbeiter kamen zu dem Schluss, dass Licht nur „verstanden" und in seinem Verhalten vollständig beschrieben werden kann, wenn man es sowohl als Teilchen wie auch als Welle ansieht. Bohr formulierte daraufhin das Gesetz der *Komplementarität*. Es besagt, dass die Realität sich nur mit Hilfe von sich widersprechenden Erklärungen und Konzepten beschreiben lässt. Der Grund dafür, dass wir dieser Gesetzmäßigkeit in allen Bereichen menschlicher Erkenntnis begegnen, dürfte darin bestehen, dass unser Erkenntnisapparat die Wirklichkeit nicht anders erfassen kann.

Aus dem gleichen Grund werden wir auch im Management immer wieder auf die sich widersprechenden, komplementären Aspekte stoßen, deren gegensätzliche Aspekte einzeln und für sich allein die Unternehmensrealität nicht angemessen beschreiben und daher auch nicht zu lebensfähigen Theorien und Konzepten führen können. Struktur und Kultur, Planen und Handeln, Evolution und Revolution, Stabilität und Flexibilität, operativ und strategisch, Individuum und Unternehmen, Gegenwart und Zukunft; alle Paare fordern das „sowohl-als-auch" in Verbindung mit „mehr oder weniger".

Die Wirklichkeit – und auch die Wirklichkeit von Unternehmen – kann nur beschrieben werden unter Verwendung sich gegenseitig widersprechender Aspekte, denn alles, was entstanden ist, ist entstanden aus der Vereinigung von Gegensätzen.

Henry Mintzberg verwendet in seinem lesenwerten Buch „Strategy Safari – Eine Reise durch die Wildnis des strategischen Managements" ein anschauliches Beispiel, um die Ursache für die vielfältigen, sich widersprechenden Strategietheorien zu erklären. Strategisches Management ist wie ein Elefant, der von blinden Forschern untersucht wird. Aufgrund ihrer Blindheit ist keiner der Forscher in der Lage, den gesamten Elefanten zu erkennen. Jeder von ihnen hat nur Zugang zu einem einzigen Körperteil, dessen Eigenschaften er sorgsam untersucht und dann in eine Theorie über das Wesen eines Elefanten überführt. Dass die Theorien der Forscher sich kaum ähneln und zum Teil widersprechen, ist all zu verständlich. Und trotzdem sind sie alle zusammen richtig. Wird aber als Grundlage für die Lebensführung von Unternehmen nur *eine* dieser Theorien gewählt, so ist zu erwarten, dass der Erfolg bei Umsetzung dieser Theorie ausbleibt.

In Anlehnung an das Modell lebensfähiger Systeme besteht strategisches Management neben einem angemessenen Ausmaß an Planung aber vor allem darin, die Interaktion des Unternehmens mit seiner Umwelt zu gestalten.

Diese Interaktion beruht auf dem Wahrnehmen der Umwelt (Sensorik) und dem Agieren in der Umwelt (Motorik). Das Verhalten eines Unternehmens folgt aus der Interpretation der von ihm wahrgenommenen Umwelt. Es reagiert im Rahmen seiner Möglichkeiten auf das, was es sieht. Der Aktionsradius des Unternehmens wird demzufolge begrenzt durch seine sensorische und motorische Kapazität. Das Management auf strategischer Ebene setzt an den Voraussetzungen für das Handeln an. Es beschäftigt sich mit der Herstellung von Potentialen. Da die Wahrnehmung im Wesentlichen eine Funktion von verwendeten Weltbildern und Denkmodellen im Unternehmen ist, hat strategisches Management vor allem auch die Aufgabe, Denk- und Verständigungsmodelle im Unternehmen bewusst zu machen, zu gestalten und weiter zu entwickeln. Erfolg beruht auf dem Ausschöpfen von Erfolgspotentialen, *Erfolgspotentiale jedoch beruhen auf dem Ausschöpfen von Einsichtspotentialen.* Strategie muss daher darauf angelegt sein, gemeinsame Einsichtspotentiale zu entwickeln, indem bewährte Formen des „Sehens“ durch andere Sichtweisen ergänzt oder auch abgelöst werden. Dazu gehört auch, im Unternehmen gemeinsame Konzepte vom Unternehmen, von seiner Umwelt und der zwischen ihnen bestehenden Beziehung zu erarbeiten, denn diese Konzepte sind es, die bestimmen, was das Unternehmen zu sehen und zu tun in der Lage ist.

Strategisches Management erfordert den Einsatz von Verständigungsmodellen, die in der Lage sind, die Phänomene komplexer Systeme zu beschreiben und entsprechend der dort geltenden Gesetzmäßigkeiten zu bearbeiten. Es handelt sich dabei nicht um die Regeln, die dazu dienen „Geschäfte zu machen“, sondern um die Voraussetzungen, um *„im Geschäft zu bleiben“*. Aus Sicht des Unternehmens selbst bewegt sich Strategie auf einer Meta-Ebene mit dem Ziel, das System auf Dauer zu erhalten, damit es „Geschäfte machen“ kann. So gesehen besteht Strategie weniger darin, die Zukunft vorauszuahnen und entsprechende Planungen vorzunehmen, als darin, das Unternehmen in jeder Hinsicht so zu gestalten, dass es in der Lage ist, eine mit der Umweltentwicklung einhergehende gesunde Entwicklung zu vollziehen. Strategisches Management kann als „Meta-Management“ angesehen werden, als eine indirekte Form des Managements, das auf die Herstellung von Voraussetzungen ausgerichtet ist, die eine gesunde Entwicklung und gesundes Wachstum ermöglichen. Es ähnelt eher dem „Kultivieren“ als dem „Planen und Machen“, eher dem *Befähigen* als dem *Befehligen*. Es gestaltet die Entwicklung des Unternehmens nicht durch Anordnung und Weisung, sondern indem es die Richtung weist, die Rahmenbedingungen schafft und die im Unternehmen vorhandenen Kräfte zur Wirkung kommen lässt. Anstatt zu organisieren, fördert es die Fähigkeit des Unternehmens zur Selbstorganisation. Anstatt des Wissens darum, was zu tun ist, bedarf es des Wissens, wie mit Wissen umzugehen ist, damit es im Unternehmen produktiv zum Einsatz kommt.

13 Entscheidungsfindung in komplexen Systemen

Die Erkenntnisse der Komplexitätswissenschaften über die grundsätzliche Unberechenbarkeit des Verhaltens komplexer Systeme fordern – wenn man sie ernst nimmt – dem Management das Eingeständnis ab, dass Entscheidungen nicht mehr als Ergebnis von umfassendem Wissen und rationaler Berechnung getroffen werden können.

Schon in den 1950er Jahren führte Herbert Simon[43] das Konzept der „bounded rationality" in die Entscheidungstheorie ein und stellte damit die bis dahin unterstellte Rationalität ökonomischer Entscheidungen bei Konsumenten und Managern in Frage. Aufgrund der begrenzten zeitlichen Ressourcen und beschränkten Verarbeitungskapazität durch den Menschen, würden Entscheidungen in komplexen Situationen nur „begrenzt rational" getroffen. Da die Kosten für die Beschaffung weiterer Informationen und deren Verarbeitung ab einem bestimmten Punkt den Zusatznutzen übersteigen, werden nicht optimale, sondern zufrieden stellende Entscheidungen getroffen.

Die Theorie komplexer Systeme und die Chaostheorie gehen sogar noch einen Schritt weiter. Sie erklären es für grundsätzlich unmöglich zu wissen, welche Maßnahmen erforderlich sind, um ein komplexes System in einen bestimmten Zustand zu versetzen. Wir werden uns also damit abfinden müssen, dass jede Entscheidung in einem komplexen Kontext nur ein „educated guess" sein kann. Die Überzeugung, Lösungen für komplexe Probleme im Voraus zu kennen, erscheint – obwohl in vielen Bereichen gesellschaftlichen Lebens verbreitet – als unbegründete Anmaßung. *„Zweifeln ist unangenehm, Gewissheit ist lächerlich"* – so hat Dürrenmatt sich zu dem Thema geäußert.

---

43 Herbert Simons (1916–2001) erhielt 1978 den Nobelpreis für Wirtschaftswissenschaften „für seine bahnbrechende Erforschung der Entscheidungsprozesse in Wirtschaftsorganisationen".

Die Tatsache, dass „ich weiß, dass ich es nicht wissen kann", lässt nunmehr Zweifel daran aufkommen, ob die traditionellen Formen der Entscheidungsfindung, die entweder auf der Macht einzelner oder auf der Kompromissbildung zwischen Interessengruppen beruhen, das geeignete Mittel sind, in einer Welt komplexer Abhängigkeiten zum besten Ergebnis zu kommen. Beide Methoden beruhen auf der Annahme, dass man „wissen könne, was richtig ist". Bei sich widersprechenden Auffassungen über die „richtige Lösung" gilt der Kompromiss als Ausweg.

Die Einsicht jedoch, dass alle Entscheidungen nichts anderes seien können, als wohldurchdachte Versuche, ein Problem zu lösen, drängt die Diskussion um die Frage „Was ist richtig und was ist falsch?" in den Hintergrund. Viel bedeutender dürfte es dann sein, die Bemühungen darauf zu richten, gemeinsam zu einer Entscheidung zu kommen, die das Wissen und die Erfahrung aller Beteiligten – weitgehend losgelöst von ihren persönlichen Interessen – vereint, um diese Entscheidung schließlich mit vereinten Kräften umzusetzen bzw. zu erproben. Bei dieser Methode der *konsensuellen Entscheidungsfindung* hat „Einheit" einen höheren Stellenwert als „Wahrheit". Wenn Wahrheit und Gewissheit nicht das Kriterium für eine zu treffende Entscheidung seien können, weil sie nicht existieren, dann bildet ein von Machtinteressen befreiter Prozess der Beratung und die Einheit aller Beteiligten bei der Umsetzung der Entscheidung eine bessere Grundlage für erfolgreiches Vorankommen, als das Ergebnis machtpolitischer Kompromisse.

14 Was lässt sich über die Zukunft wirklich aussagen?

Die Situation ist schwierig: Die Komplexitätslehre erklärt uns, dass das Verhalten natürlicher und sozialer Systeme nicht berechenbar, voraussagbar und planbar ist. Die modernen Wirtschaftswissenschaften und die Psychologie entlarven die menschliche Rationalität als eine Krücke, derer sich andere Instanzen des menschlichen Geistes bei der Entscheidungsfindung bedienen[44]. Die Quantenphysiker wie auch die Konstruktivisten diskutieren die Frage, ob es eine Welt außerhalb von uns überhaupt gibt. Und Gary Hamel kommt nach jahrzehntelanger Managementforschung zu dem ernüchternden Ergebnis:

> *„Das schmutzige kleine Geheimnis der Strategiebranche besteht darin, dass sie über keine Theorie der Strategieentwicklung verfügt.“ (Hamel 1997, S. 252)*

Was hat dann noch Bestand? Was kann man über die Zukunft wissen? Wie kann man sich an der Gestaltung von Zukunft beteiligen?

Bei aller Unberechenbarkeit, Irrationalität und Fragwürdigkeit ist bei näherer Betrachtung eine durchgängige Entwicklung auszumachen, die vom Urknall bis heute stattgefunden hat und die sich mit Sicherheit auch in die Zukunft hinein fortsetzen wird. Es ist der Prozess der stetig zunehmenden *Komplexifizierung* der Welt. Das bedeutet folgendes: Aus bestehenden Entitäten bilden sich durch Zusammenschluss neue und immer größere Einheiten. Vielfalt organisiert sich in Gebilden immer höherer Komplexität und bringt auf diese Weise Eigenschaften und Fähigkeiten hervor, die den einzelnen Elementen nicht zu eigen sind.

---

44 Stellvertretend für die Vielzahl von Forschern, die sich mit diesen Themen unter den Überschriften Verhaltensökonomie, Neuroökonomie, Entscheidungstheorie, Grenzen der Rationalität“ beschäftigen, seien genannt: Daniel Kahnemann, Richard Taylor, Gerd Gigerenzer, Barry Schwartz, Amos Twersky.

Einzelne Elemente finden unter Aufgabe von Freiheiten zu größeren Einheiten zusammen, die wiederum selbst zu Bestandteilen eines größeren System werden (s. Abb. 34). Es begann mit der Entstehung der Materie aus Energie. Aus den Elementarteilchen formten sich die Atome, aus Atomen wurden Moleküle, aus Molekülen wurden Makromoleküle, schließlich erscheinen Mikroorganismen, Pflanzen, Tiere. Die Evolution bringt schließlich den Menschen hervor und setzt ihre Entwicklung auf geistig-sozialer Ebene fort. Familie, Stamm, Volk und Nation sind die Entwicklungsstufen, die bisher vollzogen wurden. Die folgenden Worte von Carsten Bresch, einem Physiker und Genetiker, der die Entwicklung von Materie, Leben und Geist als Ergebnisse eines einzigen zielgerichteten Evolutionsprozesses beschrieben hat, sollen das Konzept verdeutlichen (Bresch 1979, S. 298):

„Elementarteilchen ziehen sich an,
Atome gehen Bindungen ein,
Zellen werden zum Verband,
und Menschen werden zur Menschheit.
In allen Phasen der Evolution besteht das ewig gleiche Ziel,
durch Vereinigung Teil eines Mehr zu werden,
Bereitschaft zur Integration ist die Urkraft aller Entwicklung.“

Allen Stufen dieser Entwicklung liegt ein einziges Prinzip zu Grunde: Höhere Organisationsformen entstehen aus verschiedenartigen Elementen, die dadurch, dass sie auf individuelle Freiheiten verzichten und einer Ethik folgen, die auf das Wohl des Gesamtsystems ausgerichtet ist, in der Lage sind, größere Einheiten zu bilden, innerhalb derer jeder Bestandteil ein größeres Wohlergehen genießt, als er allein herzustellen in der Lage wäre. Dies ist die zentrale Bedeutung des Ausspruchs: „Das Ganze ist mehr als die Summe seiner Teile.“

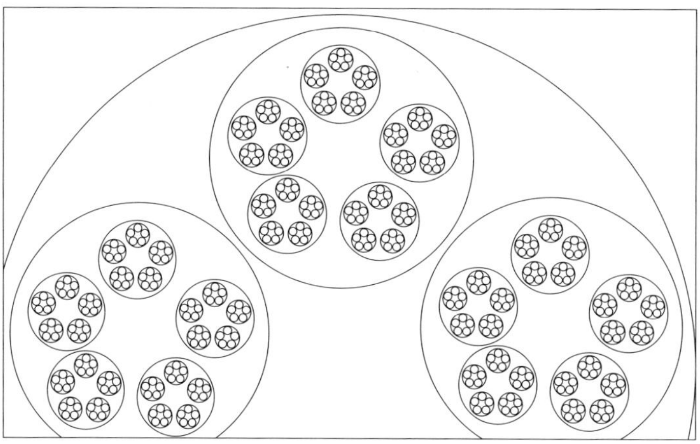

Abb. 34 Entwicklung ist Komplexifizierung – Einheiten bilden größere Einheiten, bilden größere Einheiten, …

Die Bildung größerer Einheiten setzt voraus, dass Elemente sich in neuen, komplexeren Strukturen zusammenfinden, sich organisieren und in einer Organisation zusammentun. Es bedarf jedoch neben der Struktur einer Organisation auch einer Kraft, die die Elemente des Systems zusammenhält. Die Physik kennt die Anziehungskräfte, ohne die weder ein Planet im Sonnensystem noch ein Elektron im Atomsystem verweilen würde. In sozialen Systemen sind es die geteilten Beweggründe und die lebensdienlichen Wertesysteme, die dem Leben innerhalb eines Systems Sinn geben und den Systemmitgliedern die Kraft verleihen, ihren Beitrag zu leisten. Nur eine gemeinsame ethische Ausrichtung ermöglicht es einer Organisation, die Fähigkeiten zu entfalten, die in jedem komplexen System als Potential enthalten sind. Management von sozialen Organisationen kann daher auf diesen ethischen Aspekt der Unternehmenswirklichkeit nicht verzichten. Es gehört zu den originären Aufgaben des strategischen Managements, diese übergeordneten Rahmenparameter, die das Verhalten des Unternehmenssystems lenken, explizit zu machen und zu formulieren.

Vor dem Hintergrund der Erkenntnisse der Systemlehre ist es sehr fraglich, ob eine grundlegende Unterscheidung in Wirtschaftsethik, Familienethik, soziale Ehtik, wissenschaftliche Ethik oder Ethik des Individuums sinnvoll ist.

Lassen wir Viktor E. Frankl[45] zu Wort kommen, der sich als Psychologe mit der Sinnfrage und ihrer Bedeutung für die Arbeitswelt und das Management intensiv beschäftigt hat:

> *„Ich möchte ganz allgemein sagen, dass der Mensch immer etwas braucht, auf das er hin gerichtet ist. Etwas, was nicht wieder er selbst ist. Etwas oder jemand. D. h. eine Aufgabe, die er sich wählt und die er dann zu erfüllen hat. Und ein anderer Mensch, ein Partner, dem er in Liebe hingegeben ist. Also im Dienst an einer Sache oder in der Liebe zu einer Person verwirklicht der Mensch sich selbst."*
> *(Frankl 1946, S. 17)*

45 Viktor Emil Frankl (1905–1995) war Neurologe und Psychiater. Er gründete die Existenzanalyse und Logotherapie, und sah in der Sinnfrage menschlichen Lebens den wesentlichen Aspekt für Gesundheit und Krankheit.

15 Was ist der nächste Schritt?

Führen wir die Stufen der materiellen und sozialen Entwicklung auf diesem Planeten gedanklich konsequent fort, so erscheint der Aufbau des Systems „*Menschheit*“ in vollem Gange. Die Strukturen einer globalen Gesellschaft sind geschaffen, auch wenn die Kräfte, die für den Zusammenhalt erforderlich sind, noch nicht das Ausmaß haben, um die Gesundheit des Organismus „Menschheit“ zu gewährleisten. Die Entwicklung dorthin findet jedoch unaufhaltsam statt. Das strategische Ziel, die Vision ist identifiziert. Und ebenso wie ein Unternehmen bedarf die Menschheit einer Struktur sowie einer einigenden Kraft, die die Implementation der Strategie ermöglicht.

Für den einzelnen Menschen wie auch für das Unternehmen gelten die gleichen Regeln und Gesetzmäßigkeiten der Entwicklung: Ausgerichtet an einem gemeinsamen Wertesystem, das „Einheit in der Vielfalt“ als oberstes Prinzip ansieht, seinen Beitrag zum Ganzen zu leisten, ist der Sinn jeglicher Existenz. Darin besteht die wahre Wertschöpfung.

Unternehmen – auch wenn sie nicht auf dem internationalen Markt aktiv sind – werden die Auswirkungen dieser Entwicklung in ihre Aktivitäten und Pläne einbeziehen müssen. Sie sollten sich bewusst darüber sein, dass sie Teil eines übergeordneten Systems sind, das nicht mehr die nationale sondern die globale Gesellschaft ist. Der Grad der wechselseitigen Abhängigkeiten weltweit und die immer engere Verflechtung und Vernetzung von sozialen Systemen auf diesem Planeten hat ein derartiges Ausmaß erreicht, das uns zwingt, das System Menschheit als den aktuellen Kontext unserer individuellen und unternehmerischen Aktivitäten zu betrachten. Mit dieser Betrachtungsweise dehnt sich zugleich auch unser Verantwortungsbereich auf das Wohlergehen der übrigen Bestandteile des Systems aus. Nur die ausgewogene Befriedigung aller Stakeholder des Unternehmens Menschheit führt zu dem dynamischen Gleichgewichtszustand, den wir Gesundheit nennen, und der Voraussetzung ist für langfristiges Überleben.

Zu den Aufgaben von strategischem Management zählt es in diesem Sinne, auf der Ebene des Unternehmens die Voraussetzungen dafür herzustellen, dass es als Zelle im Organismus der globalen Gesellschaft seinen Teil zur Gesundheit dauerhaft beitragen kann. Gesundheitsmanagement sollte vor allem auch auf diese Weise verstanden werden.

„Der ist wirklich ein Mensch, der sich heute dem Dienst am ganzen Menschengeschlecht hingibt“, Bahá'u'lláh[46] *(1817–1892)*

46 Bahá'u'lláh (1817–1892) ist der Stifter der Bahá'í-Religion, deren Hauptlehre und Leitprinzip die Einheit des ganzen Menschengeschlechts und die Einheit der Religionen darstellt. Die selbständige Suche nach Wahrheit, die Einheit von Religion und Wissenschaft und die Gleichwertigkeit von Mann und Frau sind nur einige der vielen Grundideen, die als Voraussetzung dafür angesehen werden, dass die Vereinigung der ganzen Menschheit zu einem globalen Organismus vollzogen werden kann. Die Bahá'í-Religion ist nach dem Christentum die geografisch am weitesten verbreitete Religionsgemeinschaft und hat seit 1947 einen Beraterstatus bei den Vereinten Nationen.

Literaturverzeichnis

AOK (2008) http://www.aok.de/jobsundchancen/jobs/leitb5.htm, 1.2.2008

Asklepios (2008) http://www.asklepios.com/das_unternehmen/executive_summary.asp, 1.2.2008

Barney JB (1986) Strategic Factor Markets: Expectations, Luck and Business Strategy, Management Science, Vol. 32, No. 10, 1986

Bart CK (1997) Sex, Lies and Mission Statements, Business Horizons, November-December 1997, pp. 9–18

Bea FX, Haas J (1995) Strategisches Management, Gustav Fischer Verlag, Stuttgart, S. 46

Beer S (1972) Brain of the Firm – The Managerial Cybernetics of Organization, London 1972

Bodyshop (2008) http://www.thebodyshop.de/web/tbsde/index.jsp?tbsmain=our_values, 1.2.2008

Bolon DS (2005) Comparing mission statement content in for-profit and not-for-profit hospitals: does mission really matter?, Hospital Topics,September 2005, pp. 2–9

brand eins, 2006, Heft 1, S. 6

Bresch C (1979) Zwischenstufe Leben, Fischer Verlag, 1979

Collins JC, Porras JI (1994), Built to Last – Successful Habits of Visionary Companies, New York (Harper Business) 1994

Csikszentmihalyi M (2003) Kreativität, Klett-Cotta, S. 88

D'Aveni RA (1994) Hypercompetition: Managing the Dynamics of Strategic Maneuvering, Free Press

Dörner D (2004) Die Logik des Misslingens – Strategisches Denken in komplexen Situationen, rororo science, 2004

Drucker PF (1974) Management: Tasks, Responsibilities, Practices, Harper & Row, New York 1974

Drucker PF (1975) The Delusion of ‚Profits', The Wall Street Journal, Feb. 2, 1975

Drucker PF (2001) Was ist Management?, Econ Verlag, 2005

DRK Kliniken Berlin (2008) http://www.drk-kliniken-berlin.de/uploads/media/Leitbild.pdf, 1.2.2008

Dubs R, Euler D, et al. (2004) Einführung in die Managementlehre, Haupt Verlag, Bern

Elkin B (2008) From Fit to Stretch: Strategy and Structure for Generating Results in Organizsations, http://www.bruceelkin.com/writing/fit_stretch_bus.pdf, 15.3.2008

Etzioni A (1964) Modern Organisations, Free Press, 1964

Fahey L,Narayanan VK (1986) Macroenvironmental Analysis for Strategic Management, West Publishing

Frankl VE (1946), zitiert in Graf H (2007) Die kollektiven Neurosen im Management, Linde Verlag, Wien, 2007, S. 17

Fresenius (2008) http://www.fresenius-kabi.com/internet/kabi/corp/fkintpbn.nsf/Content/OUR+MISSION, 1.2.2008

Gälweiler A (2005) Strategische Unternehmensführung, Campus Verlag, Frankfurt a. M.

Gesundheitsamt (2008) http://www.berlin.de/ba-tempelhof-schoeneberg/organisationseinheit/gesundheit/, 1.2.2008

Grant RM (1999) Contemporary Strategy Analysis, Blackwell, S. 60

Hamel G (1997) Killer Strategies that make shareholders rich, Fortune, 23.6.1997, S. 70–88, zitiert in Mintzberg H (2007) Strategy Safari, Redline Wirtschaft, Heidelberg 2007, S. 252

Hamel G (1997) Killer Strategies that make shareholders rich, Fortune, 23.6.1997, S. 70–88, In: Mintzberg H. (2007) Strategy Safari, Redline Wirtschaft, Heidelberg 2007, S. 252

Hamel G (2000) Das Revolutionäre Unternehmen – Wer Regeln bricht gewinnt, Eccon Verlag 2001

Hamel G, Prahalad CK (1998) Strategy as stretch and leverage, In: Segal-Horn S, The Strategy Reader, Blackwell 1998, S. 200

Hamel G, Prahalad, CK (1994) Competing for the Future, Harvard Business School Press, S. 145

Handelsblatt (2005) Handelsblatt Management Bibliothek, Band 4, Die erfolgreichsten Unternehmen, Campus Verlag, S. 167

Hayek FA von (1969) Der Wettbewerb als Entdeckungsverfahren In: Freiburger Studien, Gesammelte Ausätze, S. 249–265

Institut für Weltwirtschaft an der Universität Kiel (2007) Hitze drückt Sozialprodukt – Studie: Verlust der Produktivität und mehr Hitzetote durch Klimawandel in Deutschland, Pressemitteilung vom 8.2.2007, http://www.uni-kiel.de/ifw/presse/pm/2007/07_02_09.htm, 25.2.2008

Kaplan RS, Norton DP (1992) The Balanced Scorecard Measures That Drive Performance, Harvard Business Review 1992, S. 72–79

King AW, Zeithaml, CP (2001) Competencies and Firm Performance: Examining the Casual Ambiguity Paradox, Strategic Management Journal, 22, 2001, 75–99

Kirsch W (2001) Die Führung von Unternehmen, Verlag Barbara Kirsch, München 2001

Kotler P et al. (2003) Grundlagen des Marketing, Pearson Studium, München, S. 165

Levitt T (1960) Marketing Myopia, Harvard Business Review, July- August 1960, pp. 45–56

Lombriser R, Aplanalp PA (1997) Strategisches Management,In: Freiling J, Reckenfelderbäumer M (2007) Markt und Unternehmung, S. 322

Malik F (2005) Vorwort In: Gälweiler Aloys (2005) Strategische Unternehmensführung, Campus Verlag, Frankfurt am Main

Malik F (2006) Bionik und Richtiges Management, Vortrag auf dem 1. Internationalen Bionik-Kongress für das Top-Management, Interlaken, 9.–10.3.2006

Malik F (2008) Unternehmenspolitik und Corporate Governance, Campus Verlag, Frankfurt a. M.

Mintzberg H (2007) Strategy Safari, Redline Wirtschaft, Heidelberg, S. 238

Mission Statements (2008) http://www.missionstatements.com/fortune_500_mission_statements.html, 25.4.2008

Müller-Stevens G, Lechner C (2003) Strategisches Management, Schäffer-Poeschel Verlag, Stuttgart, S. 21

Müschenich M (2008) Concept Hospital 5.9, http://files.hplus.ch/pages/HPlusDocument6222.pdf, 17.1.2008

Pearce J (1982) Der Gesellschaftszweck als strategisches Werkzeug, Sloan Management Review, 1982, 23–3, pp. 15–24

Penrose ET (1959) The Theory of the Firm. 3. Aufl., Oxford

Peters T (2003) Re-imgagine, Dorling Kindersley Limited, London, S. 88

Porter ME (1980) Competitive Strategy: Techniques for analyzing industries and competitors,Free Press, New York

Prahalad CK, Bettis RA (1986) The Dominant Logic: a new linkage between diversity and performance, Strategic Management Journal, volume 7, issue 6, 1986, S. 486–502

Prahalad CK, Hamel G (1990) The Core Competencies of the corporation, Harvard Business Review, zitiert in Mintzberg H (2007) Strategy Safari, Redline Wirtschaft, Heidelberg, S. 248

Reich RB (2008) Unternehmen dürfen nicht gut sein, think: act – Das globale Entscheider-Magazin, herausgegeben von Roland Berger Strategy Consultants, Ausgabe 11, S. 14–16

Rhoen (2008) http://www.rhoen-klinikum-ag.com/rka/cms/rka/deu/527.html, 1.2.2008

Rumelt RP (1991) How much does industry matter?, Strategic Management Journal, 12, 1991, S. 167

Sana (2008) http://www.sana.de/hm01_unternehmen/mission-vision.php4?subpointer=2, 1.2.2008

Schimmel A (1990) Rumi – Ich bin Wind und du bist Feuer, Diederichs Gelbe Reihe, 1990, S. 177

Schoemaker PJH, Amit R (1998) Strategic assets and organizational rent, In: Segal-Horn S, The Strategy Reader, Blackwell 1998, S. 200 (Übersetzung durch den Autor)

Stacey RD (1992) Das Chaos managen – Kreativität und Innovation in einer Welt des Wandels, Gabler, Wiesbaden 1995

Steinmann H, Schreyögg G (2005) Management, Gabler Verlag

Stigler GJ. (1987) Competition, The New Palgrave – A Dictionary of Economics, Band 1, London, S. 531–536

think: act (2008) Das globale Entscheider-Magazin, herausgegeben von Roland Berger Strategy Consultants, Ausgabe 11, S. 22

TimeWarner (2008) Pressemitteilung vom 4.1.2008, http://www.timewarner.com/corp/newsroom/pr/0,20812,1700383,00.html, 15.3.2008

Ulrich P, Fluri E (1995) Management, Verlag Paul Haupt

Sachwortverzeichnis

F

G

H

I

K

N

O

P

Z

Personenverzeichnis

Der Autor

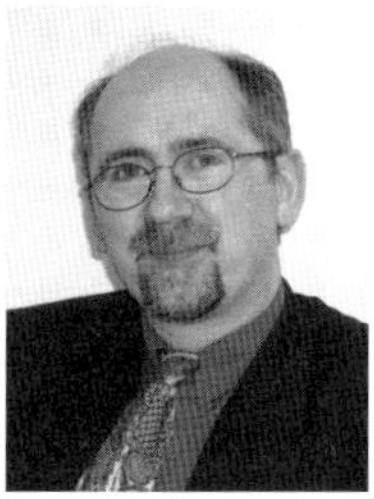

Dr. Bidjan Sobhani, MBA

Studium der Medizin an der Freien Universität in Berlin und anschließende Ausbildung zum Facharzt für Chirurgie mit Auslandsaufenthalten in Bukarest/Rumänien (1984) und Tirana/Albanien (1992). Zusatzbezeichnung und Weiterbildungsermächtigung für Medizinische Informatik.

2001 Master of Business Administration (MBA) an der Open University Business School (Milton Keynes/Großbritannien). Assessor der European Foundation for Quality Management (EFQM) und KTQ-Visitor.

Aktuell Geschäftsführer der DRK Kliniken Berlin | Erziehung und Bildung GmbH und Leiter der DRK Kliniken Berlin | Akademie. 2010–2012 Ärztlicher Direktor der DRK Kliniken Berlin und Geschäftsführer der DRK Kliniken Berlin | Medizinische Versorgungszentren GmbH. 2004 bis 2010 Leiter des Unternehmensbereichs Strategie und Innovation in den DRK Kliniken Berlin.

Zahlreiche Publikationen und Vorträge zu den verschiedensten Themen des Krankenhausmanagements, u.a. Strategisches Management, Krankenhausfinanzierung, Prozessmanagement, Controlling, Medizinisches Controlling, Kostenträgerrechnung, Teamarbeit, Qualitätsmanagement, Marketing, Unternehmenskommunikation, Business Intelligence, IT im Krankenhaus, Wissensmanagement, Kreativität und Innovation. Im Rahmen der DRK Kliniken Berlin | Akademie Aufbau eines Management-Trainings für Führungskräfte mit regelmäßiger Trainingstätigkeit.

Der Autor ist Vater von zwei Kindern und aktives Mitglied der Bahá'í – Gemeinde Deutschland.

Kontakt:
Dr. Bidjan Sobhani
Lepckestr. 4
14532 Kleinmachnow
mail@sobhani.net

Der Herausgeber der Schriftenreihe *Health Care Management*

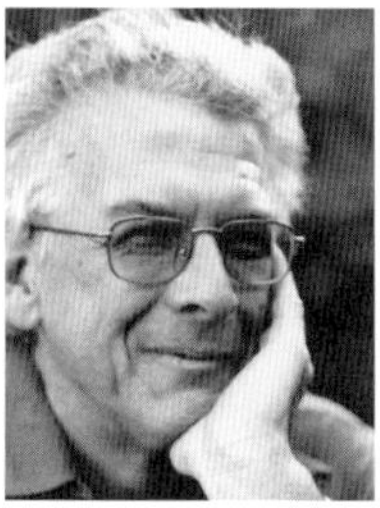

Prof. Dr. Heinz Naegler

Studium der Betriebswirtschaftslehre in Frankfurt/M. und Berlin. Er war mehr als 25 Jahre im Krankenhausmanagement tätig, zuletzt als Generaldirektor des Wiener Krankenanstaltenverbundes (dieser betreibt im Auftrag der Gemeinde Wien mit etwa 32.000 Mitarbeitern eine Universitätsklinik sowie 25 Krankenhäuser und Pflegeheime) und ist seit 2001 Honorarprofessor an der Fachhochschule für Wirtschaft Berlin.

Er war dort für die Entwicklung und Einführung des MBA-Studiengangs Health Care Management verantwortlich. In diesem Studiengang unterrichtete er das Fach „Personalmanagement". Er ist Autor zahlreicher Publikationen zu den Themen Personalmanagement, Strategisches Management und Controlling.

Kontakt:
Preußenallee 31
14052 Berlin
heinz.naegler@arcormail.de